医疗机构医务人员三基训练指南

医院感染管理

东南大学出版社

·南　京·

图书在版编目(CIP)数据

医院感染管理 / 张苏明主编. —南京:东南大学
出版社,2011.6(2024.5重印)
(医疗机构医务人员三基训练指南)
ISBN 978 - 7 - 5641 - 2838 - 8

Ⅰ.①医… Ⅱ.①张… Ⅲ.①医院－感染－卫生管理
Ⅳ.①R197.323

中国版本图书馆 CIP 数据核字(2011)第 107434 号

医疗机构医务人员三基训练指南——医院感染管理

主　　编	张苏明
出 版 人	江建中
责任编辑	张　慧
出版发行	东南大学出版社
	(江苏省南京市四牌楼 2 号东南大学校内　邮政编码 210096)
网　　址	http://www.seupress.com
印　　刷	江苏凤凰扬州鑫华印刷有限公司
开　　本	710mm×1000mm　1/16
印　　张	4.5
字　　数	77 千字
版次印次	2011 年 6 月第 1 版　2024 年 5 月第 21 次印刷
印　　数	176001~179000 册
书　　号	ISBN 978 - 7 - 5641 - 2838 - 8
定　　价	15.00 元

(＊东大版图书若有印装质量问题,请直接与营销部联系,电话 025－83791830)

医疗机构医务人员三基训练指南
编委会

医疗机构医务人员三基训练指南
医院感染管理

编委会名单

主　编　张苏明

副主编　刘月秀　姜亦红　张艳红　李　玉
　　　　　肖　磊

主　审　李少冬

编　委　（以姓氏汉语拼音为序）
　　　　　姜亦虹　刘月秀　李　玉　乔美珍
　　　　　沈　黎　谭思源　汤　杨　肖　磊
　　　　　谢金兰　薛凌波　张苏明　张卫红
　　　　　张午声　张艳红　赵莉萍　赵丽霞

序

掌握基础理论、基本知识和基本技能(简称"三基")是医疗机构医务人员为广大患者服务的基本功,是提升医务人员业务素质,提高医疗质量,保证医疗安全最基本的条件。江苏省卫生厅曾于1993年编发《江苏省临床医生三基训练标准》(以下简称《标准》)和《江苏省各级医院临床医生三基训练复习题解》(以下简称《题解》),作为各级医院评审过程中的三基训练和三基考核的参考用书。十多年来,《标准》和《题解》对提高医务人员业务素质和医疗质量发挥了重要作用。由于医学科学技术的迅猛发展,人民群众医疗需求的日益增长,《标准》和《题解》的内容已显得滞后。为此,从今年3月起,江苏省卫生厅委托省医院协会组织全省临床各科专家在《标准》和《题解》基础上,重新编写这套三基训练指南,该《指南》内容上有较大扩充,尤其是充实了十多年来各科的新理论、新知识和新技能,使全书内容丰富、新颖、全面、科学,是全省医务人员必读的工具书、"三基"培训的指导书、医疗机构评审中"三基"考核的参考书,也是医务人员规范化培训、在职教育、医学院校实习生"三基"训练的参考书。相信它们会成为广大医务人员的良师益友。

《医疗机构医务人员三基训练指南》包括20个分册,即内科分册、外科分册、妇产科分册、儿科分册、眼科分册、耳鼻咽喉科分册、口腔科分册、皮肤性病科分册、传染科分册、急诊科分册、康复科分册、临床检验科分册、病理科分册、医学影像科分册、药学分册、医院管理分册、肿瘤科分册、麻醉科分册、精神科分册和医院感染管理分册。为便于各科医务人员阅读,各分册自成一册,内容上相对独立。

　　《医疗机构医务人员三基训练指南》的编撰出版,倾注了各分册主编和编写人员的大量心血,也得益于各医院的大力支持,在此表示衷心感谢。由于本书编撰工作量大,时间紧,不完善之处在所难免,请读者批评指正,以便再版时进一步完善。

黄祖瑚

前　言

　　全球每年有数以亿计的患者在接受医疗服务时发生医院感染,导致患者病情加重、住院时间延长、医疗费用增加,甚至发生残疾或死亡。近年来,随着医疗技术的不断发展,医院感染暴发和多重耐药菌感染时有发生,使医院感染成为突出的公共卫生问题,引起了卫生行政部门、医院管理者和广大医务人员的高度重视。

　　预防和控制医院感染,是医疗质量和医疗安全的重要保证,也是维护医务人员职业健康的一项重要工作。医院感染的预防与控制涉及诊疗过程的每一个环节,涉及进入医疗机构的所有人群,尤其是作为实施诊疗活动主体的广大医务人员。要使广大医务人员在日常诊疗工作中提高医院感染防控意识,并将医院感染的各项防控措施变为医务人员的自觉行为,形成习惯,就需要将医院感染预防与控制的基础理论、基本知识和基本技能,作为医务人员在临床工作中必须掌握的重要知识,并予以贯彻实施。为此,我们编写了这本《医疗机构医务人员三基训练指南——医院感染管理》。

　　《医疗机构医务人员三基训练指南——医院感染管理》适合各级、各类医务人员阅读。本书通过知识问答的形式,对各级、各类医务人员必须掌握的医院感染预防与控制的"三基"知识进行了介绍,同时提供了不同题型的练习题,以方便医务人员复习、自测,并尽快理解及掌握该类"三基"知识,以有效地运用于临床实践中。

　　本书在内容上力求科学性和实用性,所涉及的基础理论、基本知识和基本技能均依据目前国内有关法规、规范和指南,强调基础性和原则性。由于目前我国医院感染管理工作已处于快速发展时期,相关法规、规范及指南将不断更新。希望广大医务人员在掌握医院感染预防与控制"三基"

知识的基础上,不断更新观念,按照国家相关法规要求,逐步完善医院感染预防与控制措施,以满足医学技术发展的需要。受邀参加本书撰写的作者既有较扎实的基础理论,又有着丰富的实践经验,为本书出版做了尽心的努力。

在本书编写过程中,我们得到江苏省卫生厅医政处及江苏省医院协会的关心和大力支持,在此一并表示感谢。由于编者的水平所限,书中不足之处诚请广大读者见谅并不吝指教。

编　者
2011 年 4 月

目　　录

第一部分　三基训练指南

第二部分　三基训练习题

第一部分 三基训练指南

第一章 医院感染管理概论

第一节 医院感染的基本概念

1. 何谓医院感染？

答：医院感染是指住院病人在医院内获得的感染，包括在住院期间发生的感染和在医院内获得出院后发生的感染，但不包括入院前已开始或者入院时已处于潜伏期的感染。工作人员在医院内获得的感染也属于医院感染。

2. 何谓医源性感染？

答：医源性感染是指在医疗服务中，因病原体传播引起的感染。

易引起医源性感染的因素包括：多次进行侵袭性操作；使用消毒或灭菌不合格的医疗器械或设备；医疗环境污染严重，如物体表面、空气、医务人员的手等；输入已被污染的药品、血液或血液制品等；医务人员的职业暴露等等。

3. 根据病原体的来源不同，医院感染可分为哪几类？

答：医院感染可根据病人在医院中获得病原体的来源不同，分为外源性感染和内源性感染。

4. 何谓外源性感染？

答：外源性感染又称交叉感染，其病原体来自病人体外，如来自于其他病人、医务人员、诊疗器械和医院环境等。

5. 何谓内源性感染？

答：内源性感染又称自身感染，其病原体来自病人自身（皮肤、口咽、肠道、泌尿生殖道等）的常居菌或暂居菌。当人体免疫功能下降或体内微生态环境失衡时即可发生内源性感染。随着医院感染监控工作的深入，外源性感染已明显减少，内源性感染则在增加，成为医院感染的主要类型。

6. 医院感染流行病学有哪些特点？

答：医院感染流行病学主要特点有：

（1）感染链特点：外源性感染的传播过程必须具备三个基本环节，即感染源、传播途径和易感人群，缺一不可。

（2）发病形式特点：医院感染多为散发性，有时可出现暴发流行。外源性感染的表现形式可为散发，也可为暴发。而内源性感染则呈散发形式。

（3）预防控制特点：大部分外源性感染是可以通过规范医护人员诊疗操作、严格消毒灭菌及隔离等措施得到预防和控制的。

内源性感染的发生基于病人的基础病、诊疗措施等多种因素，较难有效地预防与控制。但可以通过合理使用抗菌药物及免疫抑制类药物、提高机体免疫功能等措施降低感染风险。

（4）科室分布特点：医院感染多发生于医院的高危科室，主要有各类重症监护病房、新生儿病房、神经外科、烧伤科、心胸外科、呼吸科、血液科和肾科病房等。

（5）感染部位分布特点：鉴于不同国家发生医院感染的危险因素不同，导致医院感染发生的主要部位亦有所不同。在美国，主要感染部位为泌尿道、手术部位、下呼吸道及血流感染。而我国主要感染部位则为呼吸道、消化道、泌尿道及手术部位感染，占整个医院感染的 80％ 以上。

7. 医院感染常见感染源有哪些？

答：医院感染常见感染源主要有病人、带菌者或自身感染、污染的医疗器械、污染的血液或血液制品、环境储源等。

8. 医院感染的传播途径主要有哪些？

答：医院感染的传播途径主要有以下几种：

（1）接触传播——是医院感染最常见、也是最重要的传播途径。包括直接接触传播和间接接触传播。由接触传播的疾病常见的有肠道感染、多重耐药菌感染、皮肤感染等。

（2）飞沫传播——由飞沫传播的疾病常见的有百日咳、白喉、流行性感冒、病毒性腮腺炎等。

（3）空气传播——由空气传播的疾病常见的有肺结核、麻疹、水痘等。

9. 哪些人群为医院感染易感人群？

答：医院感染易感人群主要有：

（1）有严重基础疾病患者，如糖尿病、恶性肿瘤、慢性肾病等患者。

（2）老年人及婴幼儿患者。

（3）接受各种免疫抑制治疗的患者，如抗癌药物、放疗、免疫抑制剂等。

（4）长期接受抗菌药物治疗，造成体内微生态失衡的患者。

（5）接受各种侵袭性诊疗操作的患者。

第二节 医院感染管理的基本概念

1. 何谓医院感染管理？

答：医院感染管理是针对诊疗活动中存在的医源性感染及相关的危险因素运用相关理论与方法，总结医院感染的发生规律，并为降低医院感染而进行的有组织、有计划的预防、诊断和控制活动。

2. 医院感染管理工作的主要内容有哪些？

答：医院感染管理的主要内容包括：

（1）成立医院感染管理组织，明确职责，并根据国家相关医院感染预防控制法规，结合医院的实际情况，制定医院感染管理规章制度。

（2）对医疗机构各类人员进行医院感染预防与控制知识培训。

（3）对医院感染及其相关危险因素进行监测、分析及反馈，针对存在问题提出控制措施；及时发现和控制医院感染暴发。

（4）落实医院感染控制措施，包括：合理使用抗菌药物，严格清洁、消毒灭菌与隔离，加强无菌操作技术、消毒药械的管理、一次性使用医疗用品的管理、医疗废物的管理，以及规范医院感染高危部门、环节和操作的管理等。

（5）开展医务人员预防医院感染的职业卫生安全防护工作。

3. 根据医疗机构不同规模，应如何建立健全医院感染管理组织？

答：医疗机构应根据其规模不同，建立健全医院感染管理组织体系：

（1）住院床位总数在 100 张以上的医院，应当设立医院感染管理委员会和独立的医院感染管理部门。

（2）住院床位总数在 100 张以下的医院，应当指定分管医院感染管理工作的部门。

（3）其他医疗机构应当有医院感染管理专（兼）职人员。

（4）各临床科室应设立医院感染管理小组。

4. 临床科室医院感染管理小组应履行哪些职责？

答：临床科室医院感染管理小组由科主任、护士长及本科监控医师、护士组成。其主要的职责是：

（1）根据本科室的工作特点，制定医院感染相关管理制度，并组织实施。

（2）协助医院感染管理专职人员开展医院感染预防工作。

（3）对本科室感染病例进行监测，及时发现并上报医院感染病例。

（4）指导、督促本科室医务人员执行无菌操作技术、消毒隔离、职业防护等制度。

（5）负责本科室医院感染知识宣教工作。

5. 医务人员在医院感染预防与控制中应履行哪些职责？

答：医务人员是医院感染预防与控制措施的执行者，其主要职责是：

（1）严格执行医院感染管理各项规章制度。

（2）掌握医院感染诊断标准，及时发现和上报医院感染病例，并协助开展医院感染流行趋势的调查。

（3）严格执行无菌操作技术、消毒隔离等规程，合理使用抗感染药物。

（4）参加医院感染知识培训，掌握职业安全防护方法。

6. 医务人员均应接受医院感染知识培训吗？

答：是的。预防和控制医院感染相关知识是一个合格的临床医务人员所必须掌握的基础知识。因此，医疗机构应对全体工作人员包括医院管理人员、医生、护士、医技人员和工勤人员等进行医院感染管理相关法律法规、工作规范和标准、专业知识的培训。并对进修、实习、新上岗人员进行岗前培训，考试合格后方可上岗。

7. 医院感染控制工作的重点科室/部门有哪些？

答：医院感染控制工作的重点科室/部门是指医院感染高发科室、对预防医院感染具有重要作用的科室。如重症监护病房、新生儿病房（母婴室）、移植病房、烧伤病房、手术室、产房、导管室、消毒供应中心、内镜室、口腔科、血液净化中心、感染性疾病科等。

第二章　医院感染诊断

第一节　医院感染诊断原则

1. 无明确潜伏期的感染如何判断是否属于医院感染？

答：对于无明确潜伏期的感染，规定入院 48 h 以后发生的感染才属于医院感染。

2. 有明确潜伏期的感染如何判断是否属于医院感染？

答：对于有明确潜伏期的感染，规定自病人入院时算起，超过平均潜伏期后发生的感染属于医院感染。

3. 患者出院后发生的感染与住院期间接受的诊疗操作有关，属于医院感染吗？

答：应该属于医院感染。如在住院期间接受侵入性诊疗操作，出院后出现相关部位感染而再次入院，该感染直接与上一次侵入性诊疗操作有关，属于医院感染。

4. 住院期间，患者在原有感染基础上出现新的感染，属于医院感染吗？

答：患者住院期间在原有感染基础上出现新的感染，应该属于医院感染。可表现为两种情况：

（1）在原有感染基础上出现新的其他部位感染（排除脓毒血症所导致的迁徙性病灶）。

（2）在原感染已知病原体基础上又分离出新的病原体（排除污染和原有的混合感染）的感染。

5. 如何判断新生儿发生的感染是否属于医院感染？

答：新生儿在分娩过程中和产后获得的感染属于医院感染。而经胎盘获得，出生后 48 h 以内发病的感染，如巨细胞病毒、弓形虫感染等不属于医院感染。

6. 患者住院期间，只要在皮肤黏膜开放性伤口分泌物中培养到细菌就可诊断为医院感染吗？

答：不可以。患者在住院期间，如果皮肤黏膜开放性伤口培养到细菌而无炎症表现，这只是细菌定植，不属于医院感染。只有在皮肤黏膜开放性伤口分泌物中既培养到细菌，又有明显局部炎症表现，才能诊断为医院感染。

7. 医务人员在医院工作期间发生的感染属于医院感染吗？

答：医务人员在医院工作期间发生的感染属于医院感染。

8. 直接由烫伤等因素导致的局部炎症表现属于医院感染吗？

答：由创伤或非生物因子刺激而产生的炎症表现，如烫伤、手术缝线刺激导致的轻微炎症等不属于医院感染。

9. 患者原有的慢性感染在住院期间急性发作属于医院感染吗？

答：患者原有的慢性感染在住院期间的急性发作，不属于医院感染。

10. 由于诊疗措施激活的潜在性感染属于医院感染吗？

答：由于诊疗措施激活的潜在性感染，如疱疹病毒、结核杆菌感染等，属于医院感染。

第二节 医院感染常见临床类型的诊断

1. 呼吸机相关肺炎应如何诊断？

答：符合下述两条之一即可诊断为呼吸机相关肺炎。

（1）病人施行人工机械通气（MIV）治疗后或解除 MIV 48 h 内发生的肺部感染，患者出现黏痰、肺部啰音，并伴发热，或白细胞总数和（或）嗜酸性粒细胞比例增高，或 X 线显示肺部有炎性浸润性病变。

（2）病人在原有肺部感染基础上施行 MIV 治疗 48 h 以上，肺部又发生新的病原体感染，并经病原学证实。

2. 何谓血管内导管相关性感染？

答：血管内导管相关性感染是指：带有血管内导管或拔除导管 48 h 内患者出现的静脉穿刺部位感染（局部红肿或硬块或有脓液排出），或隧道感染（沿导管皮下走行部位出现疼痛性、弥漫性红斑），或血流感染（败血症或真菌血症）等临床表现。

3. 如何诊断导管相关血流感染？

答：带有血管内导管或者拔除血管内导管 48 h 内患者出现菌血症或真菌血症，并伴有发热（＞38℃）、寒战或低血压等感染表现，除血管导管外没有其他明确的感染源。实验室微生物学检查显示：从导管血和外周静脉血，或从导管尖段和外周静脉血培养出相同种类、相同药敏结果的致病菌，即可诊断导管相关血流感染。

4. 如何诊断输血相关性感染？

答：常见输血相关性感染病原体有肝炎病毒（乙、丙、丁、庚型等）、艾滋病病毒、巨细胞病毒、疟原虫、弓形体等。

诊断输血相关性感染,必须同时符合下述三种情况:

(1)患者从输血至发病,或从输血至血液中出现病原免疫学标志物的时间超过该病原体感染的平均潜伏期。

(2)有证据证明,受血者受血前从未有过该种病原体感染,免疫学标志物阴性。

(3)有证据证实供血人员血液存在该感染性物质,如:血中查到病原体、免疫学标志物阳性、病原 DNA 或 RNA 阳性等。

5. 何谓抗菌药物相关性腹泻?

答:抗菌药物相关性腹泻是指:近期曾应用或正在应用抗菌药物期间出现的肠道菌群失调所致腹泻性肠道疾病,包括由艰难梭菌引起的假膜性肠炎。临床表现为腹泻或见斑块条索状伪膜,可合并发热或腹痛。周围血白细胞可升高,大便涂片有菌群失调或培养出有意义的优势菌群。纤维结肠镜检查可见肠壁充血、水肿、出血,或见到 $2\sim20$ mm 灰黄(白)色斑块伪膜。

6. 无症状菌尿症是否属于医院感染?如何诊断?

答:无症状性菌尿症患者在 1 周内有内镜检查或导尿管置管史,应属于医院感染。

诊断时还应符合以下条件:患者尿液培养出革兰阳性球菌菌落数$\geqslant$ 10^4 cfu/ml,或革兰阴性杆菌菌落数$\geqslant10^5$ cfu/ml,但无明显尿频、尿急、尿痛等症状。

7. 导尿管相关尿路感染如何诊断?

答:患者留置导尿管后,或拔除导尿管 48 h 内出现的泌尿系统感染,符合下述条件即可诊断:

(1)患者出现尿频、尿急、尿痛等尿路刺激症状,或有下腹触痛、肾区叩击痛,伴或不伴有发热。

(2)尿检白细胞男性$\geqslant5$ 个/高倍视野,女性$\geqslant10$ 个/高倍视野。

(3)尿液培养革兰阳性球菌菌落数$\geqslant10^4$ cfu/ml,革兰阴性杆菌菌落数$\geqslant$ 10^5 cfu/ml。

8. 手术部位感染共分哪几种类型?

答:手术部位感染分为表浅手术切口感染、深部手术切口感染和器官/腔隙感染。

9. 表浅手术切口感染如何诊断?

答:手术后 30 天以内发生,仅累及切口皮肤或皮下组织,并符合下述条件之一即可诊断:

(1)切口局部红、肿、热、痛,或可见化脓性分泌物。

(2)从化脓性分泌物或组织中培养出病原体。

（3）具有感染的症状或者体征，由外科医师开放的切口浅层组织。

10. 深部手术切口感染如何诊断？

答：无植入物者手术后 30 天以内、有植入物者手术后 1 年以内发生的与手术有关的感染，累及筋膜和肌层的深部软组织，并符合下述条件之一即可诊断：

（1）从切口深部引流或穿刺出脓液。

（2）切口深部组织自行裂开或者由外科医师开放的切口，有脓性分泌物或有发热、局部疼痛等感染症状和体征。

（3）经直接检查、再次手术探查、病理学或影像学检查，发现切口深部组织脓肿或者其他感染证据。

11. 手术部位感染中器官/腔隙感染如何诊断？

答：无植入物者手术后 30 天以内、有植入物者手术后 1 年以内发生的累及术中解剖部位的器官或者腔隙的感染。符合下述条件之一即可诊断：

（1）器官或腔隙穿刺或引流出脓液。

（2）从器官或腔隙分泌物或组织中培养分离出致病菌。

（3）经直接检查或再次手术或病理学或影像学检查，发现器官或者腔隙脓肿或感染证据。

12. 创口感染等同于手术切口感染吗？

答：创口除了包括手术切口以外，还应包括意外伤害导致的伤口。因此创口感染不能等同于手术切口感染。

13. 如何诊断因职业暴露导致的医务人员感染？

答：职业暴露导致的感染应符合以下条件才可诊断：

（1）医务人员从事的诊疗、护理环境中有明显的感染性暴露源存在。

（2）医务人员在从事诊疗、护理活动中有明显的感染性暴露源接触史，如污染锐器刺伤、割伤皮肤，或近距离接触经呼吸道传播的感染性飞沫或气溶胶等。

（3）有病原学或免疫学证据证明医务人员在职业暴露前从未有过该种病原感染。

（4）有病原学或免疫学证据证实医务人员在职业暴露后出现该种病原感染。而且从暴露至出现该病原感染的时间超过该感染的平均潜伏期。

第三章　医院感染与微生物

第一节　医院感染病原学特征

1. 医院感染病原体的特点有哪些？

答：医院感染病原体的特点主要有：

（1）以机会致病菌为主，如大肠埃希菌、铜绿假单胞菌、肠球菌、克雷伯菌属、白假丝酵母菌等。

（2）多为多重耐药菌株。

（3）主要侵犯抵抗力低下的患者。

2. 医院感染常见多重耐药菌有哪些？

答：医院感染常见多重耐药菌有：

（1）耐甲氧西林的金黄色葡萄球菌（MRSA）。

（2）耐万古霉素肠球菌（VRE）。

（3）产超广谱 β-内酰胺酶（ESBLs）细菌。

（4）耐碳青霉烯类抗菌药物肠杆菌科细菌（CRE）。

（5）耐碳青霉烯类抗菌药物鲍曼不动杆菌（CR-AB）。

（6）多重耐药/泛耐药铜绿假单胞菌（MDR/PDR-PA）。

3. 多重耐药菌引起的医院感染常见有哪几种？

答：由多重耐药菌引起的医院感染常见有：泌尿道感染、手术部位感染、医院获得性肺炎、导管相关血流感染等。

4. 何谓微生态失衡？

答：人体正常微生物群与机体处于共生状态，共同组成了人体微生态系统，并形成生理性组合的动态平衡。在外环境影响下，人体正常微生物群之间，正常微生物群与宿主之间的微生态平衡遭到破坏，由生理性组合转变为病理性组合状态，即为微生态失衡。

5. 微生态失衡与医院感染有何关系？

答：当人体微生态失衡时可出现机体免疫功能受损，微生物群构成比例失调，或在体内发生定位转移，或微生物的宿主转移，从而引起内源性医院感染的发生。可以表现为菌群失调、定位转移及血行感染等。

第二节　临床微生物标本采集与运送

1. 微生物标本采集原则是什么？

答：微生物标本采集原则是：

（1）避免常居菌群污染。

（2）在感染的急性期、使用抗生素前采集标本。

（3）选择正确的采样部位，并以适当的技术、方法与容器收集足量的标本。

（4）标本采集后应立即送检，常规培养应在 2 h 内（厌氧培养应不超过 30 min）送达实验室。

2. 在诊断导管相关血流感染时，如何正确采集血培养标本？

答：诊断导管相关血流感染时，根据是否保留血管内导管采取不同采集方法：

（1）保留导管：至少采集两套血培养，其中至少一套经外周静脉采集，另外一套从导管内或输液港隔膜无菌方法采集。两个位置采血间隔时间应＜5 min。各自做好标记。

（2）不保留导管：从独立的外周静脉采集两套血培养，并送导管尖端进行培养。

血标本应在采集后 2 h 内送到实验室，若不能及时送检，应室温保存。

3. 留置导尿管患者如何正确采集尿培养标本？

答：留置导尿管患者采集标本前，应先夹住导尿管，采集时松开导尿管，并弃其前段尿液。消毒导尿管采样部位，将注射器刺入导尿管，抽取尿液置于无菌容器中送检。

4. 如何正确采集痰液标本？

答：痰液标本的采集可采用自然咳痰法、支气管镜法、经人工气道抽吸等多种方法。

自然咳痰法采集时，病人应留取清晨第二口痰。采集标本前应取下假牙，清洁口腔（不用牙膏），用力咳出气管深部的痰，直接吐入无菌容器内。咳痰困难者可先予雾化。

5. 如何正确采集手术切口感染标本？

答：采集手术切口感染标本时，应先用无菌生理盐水擦拭感染局部两遍，去除切口表面渗出物和皮肤污染菌，再用含生理盐水的无菌拭子两个，采集病灶边缘或脓腔囊壁脓液或分泌物，分别进行微生物培养和涂片检查。

第四章　医院感染监测

第一节　医院感染病例及耐药菌监测

1. 何谓医院感染监测?

答:医院感染监测是指长期、系统、连续地收集、分析医院感染在一定人群中的发生、分布及其影响因素,并将监测结果报送和反馈给有关部门和科室,为医院感染的预防、控制和管理提供科学依据。

2. 医院感染监测的目的是什么?

答:医院感染监测的目的主要是:

(1)掌握医院感染流行病学基本特征,提供医院感染的本底率。

(2)及时发现医院感染危险因素,降低医院感染率。

(3)及时发现和鉴别医院感染暴发。

(4)利用监测结果,提高医务人员对医院感染控制的认识及执行感染控制措施的依从性。

(5)评价医院感染控制措施的效果,不断提高医院感染管理质量。

3. 医院感染病例监测根据其监测范围可分为哪几类?

答:医院感染病例监测根据其监测范围可分为全院综合性监测和目标性监测两类。

(1)全院综合性监测:指连续不断地对所有临床科室的全部住院患者和医务人员进行医院感染及其有关危险因素的监测。

(2)目标性监测:指针对高危人群、高发感染部位等开展的医院感染及其危险因素的监测,如重症监护病房医院感染监测、新生儿病房医院感染监测、手术部位感染监测、抗菌药物临床应用与细菌耐药性监测等。

4. 细菌耐药性监测的目的是什么?

答:细菌耐药性监测的目的是通过对不同时期的细菌耐药性及耐药菌分离率进行比较,并与抗菌药物使用情况进行关联分析,了解细菌耐药的发生、发展趋势,为制订抗菌药物临床应用策略等提供依据。

第二节 消毒灭菌效果及环境卫生学监测

1. 为何要进行消毒灭菌效果监测？

答：因为消毒灭菌效果监测是评价消毒灭菌设备运转是否正常、消毒药械是否有效、消毒方法是否合理、消毒效果是否达标的唯一手段。

2. 需进行消毒效果监测的常见项目有哪些？

答：需要进行消毒效果监测的项目有：

（1）使用中的消毒剂。

（2）紫外线辐照强度。

（3）消毒内镜，如胃镜、肠镜、喉镜、气管镜等。

3. 需进行灭菌效果监测的常见项目有哪些？

答：需要进行灭菌效果监测的项目有：

（1）使用中的灭菌剂。

（2）各种灭菌设备。

（3）灭菌后物品，如灭菌内镜、内镜附件等。

4. 环境卫生学监测项目有哪些？

答：环境卫生学监测项目主要有：空气、物体表面、医务人员手、血液净化透析液及透析用水等。

第五章　医院感染暴发

第一节　医院感染暴发的确认

1. 何谓医院感染暴发？

答：医院感染暴发是指在医疗机构或其科室的患者中，短时间内发生 3 例以上同种同源感染病例的现象。

2. 医院感染暴发的常见类型有哪些？

答：医院感染暴发的常见类型有：

（1）某一综合征的暴发：在医院感染暴发时，出现不同部位、不同病原体的感染。如消毒供应中心灭菌不合格时，同一批"无菌包"引起全院不同科室病人、不同部位、不同病原体的感染。

（2）某一系统感染的暴发：只出现某一系统的感染性疾病，如泌尿系统感染等。

（3）某一病原体感染的暴发：由同种同型病原菌引起的感染暴发，但感染类型可以不同，既有呼吸道感染，也可有手术切口的感染。

3. 由谁确认发生了医院感染暴发？

答：临床医护人员发现 3 例及以上相同症状（如发热）或同种疾病（如肺炎）或同种病原体（如 MRSA）应高度重视，并立即向科主任及感染管理科汇报。由感染管理科组织相关专家进行流行病学调查并予以确认。

4. 病原菌同源性分析与医院感染暴发的确认有关吗？

答：病原菌同源性分析与医院感染暴发的确认有关。

病原菌同源性分析可用于对医院感染暴发的判断、感染病原菌的确定及寻找感染源。进行病原体同源性分析的基本方法有：

（1）细菌的表型特征分型技术，如血清型、耐药表型等。

（2）基因分型技术，如 PFGE、Rep-PCR、AFLP 等。

第二节　医院感染暴发的处置

1. 医疗机构发现医院感染暴发应如何报告？

答：当临床科室发现医院感染暴发时，应立即向感染管理部门报告。医疗机构在调查确认后 2 h 内向上级主管卫生行政部门报告。当属于法定传染病时，应按照《中华人民共和国传染病防治法》规定报告。

2. 医院感染暴发事件的报告内容有哪些？

答：医院感染暴发事件的报告内容包括：报告时间、报告人、报告单位（联系人姓名、电话）、医院感染暴发时间、医院感染暴发病例数量及死亡人数、主要临床表现、医院感染暴发的可能原因、医院感染病例处置情况及控制措施、事件的发展趋势以及下一步工作计划等。

3. 医院感染暴发处置原则是什么？

答：医院感染暴发处置原则是：

（1）控制并积极治疗感染源。

（2）切断感染途径。

（3）对易感人群实施保护措施。

（4）发生特殊病原体或新发病原体的医院感染时，还应严格遵循标准预防，积极查找病原体。

（5）在调查处置结束后，及时总结经验教训，制定今后的防范措施。

第六章　标准预防

第一节　标准预防原则

1. 何谓标准预防？

答：标准预防是针对医院所有患者和医务人员所采取的一组预防感染措施。包括手卫生、使用个人防护装备、呼吸卫生/咳嗽礼仪、患者安置、处理污染的医疗物品与环境及安全注射等。

2. 标准预防基本原则是什么？

答：标准预防的基本原则是：

（1）认定所有血液、体液、分泌物（不包括汗液）、非完整皮肤和黏膜均可能含有可被传播的感染原，应采取相应的隔离和防护措施。

（2）适用于医疗机构的所有患者。

（3）目的是预防感染原在医务人员与患者之间传播。

3. 标准预防的措施有哪些？

答：标准预防的措施主要有：

（1）手卫生：洗手和手消毒。

（2）使用个人防护用品：在预期可能接触到血液、体液、分泌物、排泄物或其他有潜在传染性物质时，正确地使用个人防护用品。包括手套、口罩、防护面罩、护目镜、隔离衣、防护服、帽子、鞋套等。

（3）呼吸卫生/咳嗽礼仪：主要针对进入医疗机构的伴有呼吸道感染征象的所有人员，尽早采取感染控制措施，预防呼吸道传染性疾病的传播。

（4）正确安置及运送患者，防止感染原传播。

（5）及时、正确地处理污染的医疗器械、器具、织物和环境，防止其成为感染原的传播媒介。

（6）安全注射：对接受注射者无害；实施注射操作的医护人员不暴露于可避免的危险中；注射的废弃物不对他人造成危害。

4. 什么是呼吸卫生/咳嗽礼仪？

答：呼吸卫生/咳嗽礼仪的基本要素包括：

（1）医务人员应认识到控制呼吸道分泌物的重要性。在接诊患有呼吸道感染综合征的患者时，应遵循隔离措施，如戴口罩和手卫生；当医务人员有呼吸道感染征象,且需要接触患者时,应戴口罩。

（2）教育患者咳嗽或打喷嚏时用纸巾遮掩口鼻,并立即丢弃用过的纸巾;否则应用臂弯遮掩口鼻;当患者能耐受时,可佩戴外科口罩。

（3）接触呼吸道分泌物后实施手卫生。

（4）进行手卫生宣教,提供位置便利的速干手消毒剂;提供卫生纸和免触碰开启的垃圾桶。

（5）鼓励有呼吸道感染征象的人员在候诊区内,与其他人员保持 1 m 以上的空间距离。

第二节　手卫生

1. 何谓常居菌?

答:常居菌是指能从大部分人体皮肤上分离出来的微生物,是皮肤上持久的固有寄居菌,不易被机械的摩擦清除。如凝固酶阴性葡萄球菌、棒状杆菌类、丙酸菌属、不动杆菌属等。常居菌一般情况下不致病。

2. 何谓暂居菌?

答:暂居菌是指寄居在皮肤表层,常规洗手容易被清除的微生物。直接接触患者或被污染的物体表面时可获得,可随时通过手传播,与医院感染密切相关。

3. 何谓手卫生?

答:手卫生为洗手、卫生手消毒和外科手消毒的总称。

4. 手卫生能降低医院感染吗?

答:手卫生能有效降低医院感染。因为经手接触传播,是病原微生物在医患之间的主要传播途径。不良的手部卫生是引起医源性感染、促使耐药菌传播、导致医院感染暴发的主要因素。手卫生措施是标准预防的重要措施之一,是保证患者获得高质量医疗保健的一项基本措施。清洁的手能预防疾病,挽救生命。

5. 手卫生能去除手部常居菌与暂居菌吗?

答:不同的手卫生方法去除手部微生物的效果有所不同:

（1）洗手:通过使用肥皂(皂液)和流动水,能去除手部皮肤污垢和部分暂居菌。

（2）卫生手消毒:通过使用速干手消毒剂揉搓双手,能减少手部暂居菌。

（3）外科手消毒:通过使用肥皂(皂液)和流动水洗手,再用手消毒剂,能清除或杀灭手部暂居菌,并减少常居菌。

6. 医疗机构应具备哪些手卫生设施？

答：医疗机构应具备用于洗手与手消毒的设施，包括洗手池、水龙头、流动水、清洁剂、干手用品、手消毒剂等。

7. 在什么情况下应选择洗手或卫生手消毒？

答：执行手卫生时，选择洗手或卫生手消毒应遵循的原则是：

（1）当手部有血液或其他体液等肉眼可见的污染时，应选择使用肥皂（皂液）和流动水洗手。

（2）手部没有肉眼可见污染时，应首选使用速干手消毒剂消毒双手。

8. 医务人员在哪些情况下应执行手卫生？

答：医务人员在下列情况下，应执行手卫生：

（1）直接接触每个患者前后，从同一患者身体的污染部位移动到清洁部位时。

（2）接触患者黏膜、破损皮肤或伤口前后，接触患者的血液、体液、分泌物、排泄物、伤口敷料等之后。

（3）穿脱隔离衣前后，摘手套后。

（4）进行无菌操作，处理清洁、无菌物品之前。

（5）接触患者周围环境及物品后。

（6）处理药物或配餐前。

9. WHO 提出的"手卫生五个重要指征"是指什么？

答："手卫生五个重要指征"是指：在接触患者前、清洁（无菌）操作前、接触体液后、接触患者后、接触患者周围环境后应执行手卫生。

10. 如何正确的洗手？

答：洗手时，应先用流动水使双手充分浸湿；再取适量肥皂或者皂液，均匀涂抹至整个手掌、手背、手指和指缝；而后按"六步洗手法"认真揉搓双手至少 15 秒，应注意清洗双手所有皮肤，清洗指背、指尖和指缝，必要时增加对手腕的清洗；最后在流动水下彻底冲净双手，用干手巾或纸擦干，取适量护手液护肤。

第七章 医院隔离措施

第一节 隔离的管理要求

1. 什么叫隔离？

答：隔离是采用各种方法、技术，防止病原体由患者及携带者传播给他人的措施。

2. 医院的建筑布局有哪些隔离要求？

答：建筑布局有以下隔离要求：

（1）应明确服务流程，保证洁、污分开，防止因人员流程、物品流程交叉导致污染。

（2）根据建筑分区的要求，同一等级分区的科室宜相对集中，高危险区的科室宜相对独立，宜与普通病区和生活区分开。

（3）通风系统应区域化，防止区域间空气交叉污染。

（4）应按照《医务人员手卫生规范》的要求，配备合适的手卫生设施。

3. 普通病区有哪些隔离要求？

答：普通病区的隔离要求有：

（1）在病区末端应设一间或多间隔离病室。

（2）感染性疾病患者与非感染性疾病患者宜分室安置。

（3）受条件限制的医院，同种感染性疾病、同种病原体感染患者可安置于一室，病床间距宜大于 0.8 m。

（4）病情较重的患者宜单人间安置。

（5）病室床位数单排不应超过 3 张；双排不应超过 6 张。

4. 呼吸道传染病病区有哪些隔离要求？

答：呼吸道传染病病区有以下隔离要求：

（1）应设在医院相对独立的区域，分为清洁区、潜在污染区和污染区，设立两通道和三区之间的缓冲间。

（2）严格服务流程和三区管理。各区之间屏障分隔清楚，标识明显。

（3）有良好的通风设施。经空气传播疾病的隔离病区，应设置负压病室。

（4）各区应安装适量的非手触式开关的流动水洗手池。

（5）不同种类传染病患者应分室安置。

（6）疑似患者应单独安置。

（7）受条件限制的医院,同种疾病患者可安置于一室,两病床之间距离应大于 1 m。

第二节　医务人员个人防护用品的正确使用

1. 个人防护用品指的是什么?

答:个人防护用品是用于保护医务人员避免接触感染性因子的各种屏障用品。包括口罩、手套、护目镜、防护面罩、防水围裙、隔离衣、防护服等。

2. 常用的医用口罩分为哪几类?

答:按照产品标准不同,常用的医用口罩可分为医用防护口罩、医用外科口罩、普通医用口罩及纱布口罩四种类型。

3. 医用防护口罩有哪些特点?

答:医用防护口罩,能阻止吸入直径$\leqslant 5 \mu m$的感染因子,如结核杆菌、SARS 病毒等和含有感染原的粉尘。适用于经空气传播的呼吸道传染病的防护。

4. 医用外科口罩有哪些特点?

答:医用外科口罩由外、中、内 3 层材料构成,分别作用为:外层抗水、中层吸附、内层吸湿,应注意正确佩戴。医用外科口罩能阻止接触直径$> 5 \mu m$的感染因子。适用于:

（1）有创操作中阻止血液、体液和飞溅物的防护。

（2）经飞沫传播的呼吸道传染病的防护。

（3）护理免疫功能低下患者时。

5. 普通医用口罩及纱布口罩在什么情况下使用?

答:普通医用口罩及纱布口罩适用于普通环境下的卫生护理,不得用于有创操作。

6. 如何正确使用口罩?

答:使用口罩时,应注意以下几点:

（1）应根据不同的操作要求选用不同种类的口罩,并按照产品说明书使用。

（2）佩戴时应注意防水层朝外,有鼻夹的一侧在上,将鼻夹压紧至鼻梁。

（3）一次性口罩应一次性使用。

（4）口罩应保持清洁,当口罩潮湿及受到患者血液、体液污染时应及时更换。

（5）佩戴医用防护口罩时，应进行密合性测试。

7. 什么情况下应使用护目镜或防护面罩？

答：下列情况应使用护目镜或防护面罩：

（1）在进行支气管镜检查、非密闭式吸痰和气管插管等诊疗、护理操作时，可能发生患者血液、体液、分泌物等喷溅时，应使用护目镜或防护面罩。

（2）为经空气传播的传染病患者进行支气管镜检查、非密闭式吸痰和气管插管等近距离操作，可能发生患者血液、体液、分泌物喷溅时，应使用全面型防护面罩。

8. 什么情况下应使用隔离衣或防护服？

答：（1）下列情况应穿隔离衣：

① 接触经接触传播的感染性疾病患者，如传染病患者、多重耐药菌感染患者等和其周围环境时。

② 对实行保护性隔离的患者，如大面积烧伤、骨髓移植等患者进行诊疗、护理时。

③ 可能接触患者血液、体液、分泌物或排泄物时。

（2）下列情况应穿防护服：

① 接触甲类或按甲类传染病管理的传染病患者时。

② 接触某些经空气传播或飞沫传播的传染病患者，可能受到患者血液、体液、分泌物、排泄物喷溅时。

9. 如何正确使用隔离衣或防护服？

答：使用隔离衣或防护服时应注意：

（1）正确穿脱隔离衣与防护服。

（2）隔离衣和防护服只限在规定区域内穿脱。

（3）穿前应检查隔离衣和防护服有无破损；穿时勿使衣袖触及面部及衣领；发现有渗漏或破损应及时更换；脱时应注意避免污染。

（4）医务人员接触多个同类传染病患者时，隔离衣或防护服若无明显污染可连续应用。

（5）如接触过疑似患者，接触第二位患者时应更换隔离衣或防护服。

（6）隔离衣或防护服被患者血液、体液、污物污染时，应及时更换。

（7）重复使用的隔离衣应每天更换，遇污染时及时更换、清洗并消毒。

10. 怎样正确使用手套？

答：使用手套时应注意：

（1）应根据不同操作的需要，选择合适种类和规格的手套：

① 接触患者的血液、体液、分泌物、排泄物、呕吐物及污染物品时，应戴清洁手套。

②　进行手术等无菌操作、接触患者破损皮肤、黏膜时,应戴无菌手套。

（2）正确戴脱无菌手套。操作时发现手套破损时,应及时更换。戴无菌手套时,应防止手套污染。

（3）诊疗、护理不同的患者之间应更换手套。

（4）操作完成后脱去手套,执行手卫生。

（5）一次性手套应一次性使用。

11. 何时应使用防护帽?

答:当进入污染区和洁净环境前、进行无菌操作等时应戴帽子。

12. 何时应使用鞋套?

答:从潜在污染区进入污染区时、从缓冲间进入负压病室时应穿鞋套,或直接更换专用隔离鞋。

第三节　不同传播途径疾病的隔离措施

1. 何谓空气传播?

答:空气传播指带有病原微生物的微粒子(直径≤5 μm),通过空气流动导致的疾病传播。

2. 何谓飞沫传播?

答:飞沫传播指带有病原微生物的飞沫核(直径＞5 μm),在空气中短距离(1 m 内)移动到易感人群的口、鼻黏膜或眼结膜等导致的疾病传播。

3. 何谓接触传播?

答:接触传播指病原体通过手、媒介物直接或间接接触人体导致的疾病传播。

4. 不同传播途径疾病的隔离原则是什么?

答:（1）在标准预防的基础上,医院应根据疾病的传播途径(接触传播、飞沫传播、空气传播和其他途径传播),结合本院的实际情况,制定相应的隔离与预防措施。

（2）一种疾病可能有多种传播途径时,应在标准预防的基础上,采取相应传播途径的隔离与预防。

（3）隔离病室应有隔离标志,并限制人员的出入。

（4）传染病患者或疑似传染病患者应安置在单人隔离病房。

（5）受条件限制的医院,同种病原体感染的患者可安置于一室。

（6）医用建筑布局、流程合理。

5. 对经空气传播疾病的患者应如何隔离？

答：对经空气传播的疾病（如肺结核、麻疹、水痘等）患者的隔离措施在标准预防的基础上还应做到：

（1）应将患者安置于负压病房。

（2）无条件收治时，应尽快转送至有条件收治呼吸道传染病的医疗机构进行收治，并注意转运过程中医务人员的防护。

（3）门急诊应建立预检分诊制度，及时发现空气传播疾病的患者或疑似患者，并将其隔离。

（4）除非在负压病房内，当患者病情允许时，应戴医用外科口罩，定期更换；并限制患者活动范围。

（5）应严格空气消毒。

6. 接触经空气传播疾病的患者时，医务人员应如何防护？

答：当接触经空气传播的疾病患者时，医务人员的个人防护应做到：

（1）严格按照区域流程，在不同的区域穿戴使用不同的防护用品，离开时按要求摘脱，并正确处理使用后物品。

（2）进入确诊或疑似传染病患者房间时，应戴帽子、医用防护口罩；进行可能产生喷溅的诊疗操作时，应使用全面型防护面罩、穿防护服；当接触患者及其血液、体液、分泌物、排泄物等物质时，应戴手套。

（3）正确使用个人防护用品。

7. 对经飞沫传播疾病的患者应如何隔离？

答：对经飞沫传播的疾病，如百日咳、白喉、流行性感冒、病毒性腮腺炎、流行性脑脊髓膜炎等患者的隔离措施，在标准预防的基础上还应做到：

（1）应将患者安置于单人病房。如条件有限，可将感染或定植相同感染原的患者安置在同一病房，床间距＞1 m。优先安置重度咳嗽并有痰的患者。

（2）门急诊应尽快将患者隔离。

（3）应减少转运，当需要转运时，医务人员应注意防护。

（4）患者病情允许时，应戴医用外科口罩，并定期更换。应限制患者的活动范围。

（5）加强通风。

8. 接触经飞沫传播疾病的患者时，医务人员应如何防护？

答：当接触经飞沫传播的疾病患者时，医务人员的个人防护应做到：

（1）进入隔离病室应戴口罩；进行可能产生喷溅的诊疗操作时，应戴护目镜或防护面罩，穿隔离衣或防护服；当接触患者及其血液、体液、排泄物等物质时应戴手套。

（2）正确使用个人防护用品。

9. 对经接触传播疾病的患者应如何隔离？

答：对经接触传播的疾病，如肠道感染、多重耐药菌感染、皮肤感染等的患者隔离措施，在标准预防的基础上还应做到：

（1）应将患者安置于单人病房，当条件受限时，可将感染或定植相同病原体的患者安置在同一病房；优先安置容易传播感染的患者。

（2）应限制患者的活动范围。

（3）应减少转运，如需要转运时，应采取有效措施，减少对其他患者、医务人员和环境表面的污染。

10. 在接触经接触传播疾病的患者时，医务人员应如何防护？

答：当接触经接触传播的疾病患者时，医务人员的个人防护应做到：

（1）进入隔离室，应戴手套，手上有伤口时应戴双层手套，并穿隔离衣；接触甲类传染病患者应穿防护服。

（2）离开隔离室前，应脱去隔离衣或防护服，摘除手套，并洗手和（或）手消毒。

（3）正确使用个人防护用品。

第八章　重点部位医院感染预防与控制措施

第一节　医院内肺炎预防与控制措施

1. 医院内肺炎的预防措施有哪些?

答:医院内肺炎是我国最常见的医院感染类型,主要预防措施有:

(1) 对存在医院内肺炎高危因素的患者,建议使用含 0.2% 的氯己定(洗必泰)漱口或口腔冲洗,每 2～6 h 一次。

(2) 如无禁忌证,应将患者床头抬高 30°。

(3) 鼓励手术后(尤其胸部和上腹部手术)患者早期下床活动。

(4) 指导患者正确咳嗽,必要时予以翻身、拍背,利于痰液引流。

(5) 积极使用胰岛素控制血糖达正常水平。

(6) 不应常规采用选择性消化道脱污染来预防医院内肺炎。

2. 呼吸机相关肺炎的预防措施有哪些?

答:呼吸机相关肺炎的预防,除执行医院内肺炎的预防措施外,还包括:

(1) 严格掌握气管插管或切开适应证,使用呼吸机辅助呼吸的患者应优先考虑无创通气。

(2) 如要插管,尽量使用经口气管插管。

(3) 建议保持气管插管气囊压力在 25～30 cmH_2O,无明显漏气。

(4) 吸痰时应严格遵循无菌操作原则,吸痰前后,医务人员应严格执行手卫生。

(5) 呼吸机螺纹管及湿化器应每周更换 1～2 次,有明显分泌物污染时应及时更换;螺纹管冷凝水应及时倾倒,不可使冷凝水逆流入患者气道;湿化水应使用无菌水,每天更换。

(6) 每日评估是否停用镇静剂,评估是否撤机和拔管,减少插管天数。

第二节　手术部位感染预防与控制措施

1. 患者手术前应采取哪些预防手术部位感染的措施?

答:手术前应采取的预防手术部位感染的措施包括:

（1）尽量缩短患者术前住院时间。

（2）择期手术患者应当尽可能待手术部位以外感染治愈后再行手术。

（3）有效控制糖尿病患者的血糖水平。

（4）正确准备手术部位皮肤，彻底清除手术切口部位和周围皮肤的污染。术前备皮应当在手术当日进行，确需去除手术部位毛发时，应当使用不损伤皮肤的方法。

（5）手术部位皮肤消毒范围应当符合手术要求，如需延长切口、做新切口或放置引流时，应当扩大消毒范围。

（6）如需预防性使用抗菌药物，应在手术患者皮肤切开前30 min 至 2 h 内或麻醉诱导期给予合理种类和合理剂量的抗菌药物。需要做肠道准备的患者，还需术前一天分次、足剂量给予非吸收性口服抗菌药物。

（6）有明显皮肤感染或者患呼吸道感染疾病，以及携带或感染多重耐药菌的医务人员，在未治愈前不应参加手术。

（7）手术人员要严格按照《医务人员手卫生规范》进行外科手消毒。

（8）提高患者术前的抵抗力，纠正水、电解质失衡、贫血、低蛋白血症等。

2. 手术中预防手术部位感染的措施有哪些？

答：手术中预防手术部位感染的措施包括：

（1）保证手术室门关闭，尽量保持手术室正压通气，环境表面清洁，最大限度减少人员数量和人员流动。

（2）保证使用的手术器械、器具及物品等达到灭菌水平。

（3）手术中医务人员要严格遵循无菌技术原则和手卫生规范。

（4）若手术时间超过3 h，或者手术时间长于所用抗菌药物半衰期的，或者手术中失血量大于1 500 ml 的，手术中应当对患者追加合理剂量的抗菌药物。

（5）手术人员接触组织要尽量轻柔，有效止血，最大限度地减少组织损伤；彻底去除手术部位的坏死组织，避免形成死腔。

（6）术中保持患者体温正常，防止低体温。需要局部降温的特殊手术除外。

（7）冲洗手术部位时，应当使用温度为37℃的无菌生理盐水等液体。

（8）需要引流的手术应当首选密闭负压引流，选择远离手术切口、位置合适的部位进行置管，确保引流充分。

3. 手术后预防手术部位感染的措施有哪些？

答：手术后预防手术部位感染的措施包括：

（1）医务人员接触患者手术部位或者更换切口敷料前后应当进行手卫生。

（2）为患者更换切口敷料时，要严格遵守无菌技术操作原则及换药流程。

（3）术后保持引流通畅，根据病情尽早为患者拔除引流管。

（4）外科医师、护士要定时观察患者手术部位切口情况，出现分泌物时应当进行微生物培养，结合微生物报告及患者手术情况，对外科手术部位感染及时诊断、治疗和监测。

第三节　导管相关血流感染预防与控制措施

1. 中心静脉导管置管时，应采取哪些预防感染的措施？

答：中心静脉导管置管时，应采取的预防措施包括：

（1）严格执行无菌技术操作规程。置管时应当遵守最大限度的无菌屏障要求。置管部位应当铺大无菌单（巾）；置管人员应当戴帽子、口罩、无菌手套，穿无菌手术衣。

（2）严格按照《医务人员手卫生规范》，认真洗手并戴无菌手套，尽量避免接触穿刺点皮肤。置管过程中手套污染或破损应当立即更换。

（3）置管使用的医疗器械、器具等医疗用品和各种敷料必须达到灭菌水平。

（4）选择合适的静脉置管穿刺点，成人中心静脉置管时，应当首选锁骨下静脉，尽量避免使用颈静脉和股静脉。

（5）采用卫生行政部门批准的皮肤消毒剂消毒穿刺部位皮肤。消毒后皮肤穿刺点应当避免再次接触。皮肤消毒待干后，再进行置管操作。

（6）患疖肿、湿疹等皮肤病或患感冒、流感等呼吸道疾病，以及携带或感染多重耐药菌的医务人员，在未治愈前不应进行置管操作。

2. 中心静脉导管置管后的感染预防措施有哪些？

答：中心静脉导管置管后应采取的预防感染措施包括：

（1）尽量使用无菌透明、透气性好的敷料覆盖穿刺点，对于高热，出汗，穿刺点出血、渗出的患者应当使用无菌纱布覆盖。

（2）定期更换置管穿刺点覆盖的敷料。更换间隔时间为：无菌纱布为每2天1次，无菌透明敷料为每周1～2次，如果纱布或敷料出现潮湿、松动、可见污染时应当立即更换。

（3）医务人员接触置管穿刺点或更换敷料前，应当严格执行手卫生。

（4）保持导管连接端口的清洁，注射药物前，应当用75%乙醇或含碘消毒剂进行消毒，待干后方可注射药物。如有血迹等污染时，应当立即更换。

（5）告知置管患者在沐浴或擦身时，应当注意保护导管，不要把导管淋湿或浸入水中。

（6）在输血、输入血制品、脂肪乳剂后的 24 h 内或者停止输液后，应当及时更换输液管路。外周及中心静脉置管后，应使用生理盐水或肝素盐水进行常规冲管，预防导管内血栓形成。

（7）严格保证输注液体的无菌。

（8）紧急状态下的置管，若不能保证有效的无菌操作，应当在 48 h 内尽快拔除导管，更换穿刺部位后重新进行置管，并作相应处理。

（9）怀疑患者发生导管相关感染，或者患者出现导管故障时，应当及时拔除导管。

（10）医务人员应当每天对保留导管的必要性进行评估，不需要时应当尽早拔除导管。

（11）导管不宜常规更换，特别是不应当为预防感染而定期更换中心静脉导管和动脉导管。

第四节　导尿管相关尿路感染预防与控制措施

1. 为预防导尿管相关尿路感染，导尿管置管前应注意哪些方面？

答：为预防感染，导尿管置管前应注意：

（1）严格掌握留置导尿管的适应证，避免不必要的留置导尿。

（2）根据年龄、性别及尿道情况选择合适的导尿管，最大限度降低尿道损伤和尿路感染。

（3）仔细检查无菌导尿包，如导尿包过期、外包装破损、潮湿，不应使用。

（4）对留置导尿管患者，应采用密闭式引流装置。

（5）告知患者留置导尿管的目的、配合要点和置管后的注意事项。

2. 为预防感染，导尿管置管时应注意什么？

答：导尿管置管时，预防感染的措施有：

（1）医务人员要严格按照《医务人员手卫生规范》，认真洗手后，戴无菌手套实施导尿术。

（2）严格遵循无菌操作技术原则留置导尿管，动作要轻柔，避免损伤尿道黏膜。

（3）正确铺无菌巾，避免污染尿道口，保持最大的无菌屏障。

（4）充分消毒尿道口及其周围皮肤黏膜，防止污染。

（5）导尿管插入深度适宜，插入后，向水囊注入 10～15 ml 无菌水，轻拉尿管以确认尿管固定稳妥，不会脱出。

（6）置管过程中,指导患者放松,协调配合,避免污染,如尿管被污染应当重新更换尿管。

3. 导尿管置管后,应如何预防导尿管相关尿路感染?

答:导尿管置管后,预防感染的措施有:

（1）妥善固定尿管,避免打折、弯曲,保证集尿袋高度低于患者膀胱水平,避免接触地面,防止逆行感染。

（2）保持尿液引流装置密闭、通畅和完整,活动或搬运时夹闭引流管,防止尿液逆流。

（3）应当使用个人专用的收集容器及时清空集尿袋中尿液。清空集尿袋中尿液时,要遵循无菌操作原则,避免集尿袋的出口触碰到收集容器。

（4）不应常规使用含消毒剂或抗菌药物的溶液进行膀胱冲洗或灌注以预防尿路感染。

（5）应保持尿道口清洁,对于大便失禁的患者清洁后还应当进行消毒。留置导尿管期间,应当每日清洁或冲洗尿道口。

（6）患者沐浴或擦身时应当注意对导管的保护,不应当把导管浸入水中。

（7）长期留置导尿管患者,不宜频繁更换导尿管。若导尿管阻塞或不慎脱出时,以及留置导尿装置的无菌性和密闭性被破坏时,应当立即更换导尿管。

（8）患者出现尿路感染时,应当及时更换导尿管,并留取尿液进行微生物病原学检测。

（9）每天评估留置导尿管的必要性,不需要时尽早拔除导尿管,尽可能缩短留置导尿管时间。

（10）医护人员在维护导尿管时,要严格执行手卫生。

第九章　消毒灭菌的基本概念

第一节　消毒灭菌原则

1. 何谓灭菌?

答:灭菌是指杀灭或清除传播媒介上一切微生物包括细菌芽孢的处理。

2. 何谓消毒?

答:消毒是指杀灭或清除传播媒介上病原微生物,使其达到无害化的处理。

3. 消毒因子作用水平可分为几级?

答:根据消毒因子的强度及作用时间对微生物的杀灭能力,可将消毒因子作用水平分为四级,即灭菌、高水平消毒、中水平消毒和低水平消毒。

4. 根据污染后的危害程度,医院医疗用品如何分类?

答:根据污染后导致的危害程度,可将医院物品分为三类,即:高度危险性物品、中度危险性物品和低度危险性物品。

5. 何谓高度危险性物品? 包括哪些常用的医疗用品?

答:高度危险性物品是指进入人体无菌组织、器官或接触破损皮肤和破损黏膜,一旦被微生物污染将导致极高感染危险的物品。如手术器械和用品、穿刺针、输血/输液器材、膀胱镜、腹腔镜、活检钳、介入导管、植入物等。

6. 何谓中度危险性物品? 包括哪些常用的医疗用品?

答:中度危险性物品是指与完整黏膜相接触,而不进入人体无菌组织内的物品。如胃肠道内镜、气管镜、喉镜、体温表、呼吸机管道、麻醉机管道、压舌板等。

7. 何谓低度危险性物品? 包括哪些常用的医疗用品?

答:低度危险性物品是指与完整皮肤接触而不与黏膜接触的物品。如听诊器、血压计袖带、床头柜、被褥、地面、尿壶和便器等。

8. 医院消毒灭菌的基本要求是什么?

答:医院消毒灭菌的基本要求是:

(1) 重复使用的诊疗器械、器具和物品,使用后先清洗,再消毒或灭菌。

(2) 被朊病毒、气性坏疽及突发原因不明的传染病病原体污染的诊疗器械、器具和物品,应按照先消毒、后清洗、再消毒或灭菌的相关要求处置。

（3）耐热、耐湿的手术器械，不应采用化学消毒剂浸泡灭菌。

（4）环境与物体表面，一般情况下应保持清洁；当受到病人的血液、体液等污染时，应先去除污染物，再进行清洁与消毒。

9. 选择消毒、灭菌方法的原则是什么？

答：选择消毒、灭菌方法的原则是：

（1）使用经卫生行政部门批准或符合卫生行政部门要求的消毒产品，并按照批准使用的范围和方法在医疗机构消毒工作中使用。

（2）根据物品污染后导致感染的风险高低选择消毒、灭菌的方法。

（3）根据物品上污染微生物的种类、数量和感染风险选择消毒、灭菌的方法。

（4）根据物品的性质选择消毒、灭菌的方法。

10. 如何根据物品污染后导致感染的风险高低选择消毒、灭菌的方法？

答：根据物品污染后导致感染的风险高低选择消毒、灭菌方法的原则是：

（1）高度危险性物品，应采用灭菌方法处理。

（2）中度危险性物品，应采用达到高水平消毒以上效果的消毒方法。

（3）低度危险性物品，宜采用低水平消毒方法，或做清洁处理。

11. 如何根据物品上污染微生物的种类、数量和感染风险选择消毒、灭菌的方法？

答：根据物品上污染微生物的种类、数量和感染风险选择消毒、灭菌的方法：

（1）对受到致病性芽孢菌、真菌孢子、分枝杆菌和经血传播病原体（如乙型肝炎病毒、丙型肝炎病毒、艾滋病病毒等）污染的物品，应采用达到高水平消毒或灭菌的相应方法。

（2）对受到真菌、亲水病毒、螺旋体、支原体、衣原体等病原微生物污染的物品，应选用中水平以上的消毒方法。

（3）对受到一般细菌和亲脂病毒等污染的物品，采用达到中水平或低水平消毒效果的方法。

12. 如何根据消毒物品的性质选择消毒、灭菌的方法？

答：根据消毒物品的性质选择消毒、灭菌的方法时应注意：

（1）耐热、耐湿的诊疗器械、器具和物品，应采用压力蒸汽灭菌；耐热的玻璃器材、油剂类和干粉类等应采用干热灭菌。

（2）不耐热、不耐湿以及贵重物品，宜采用低温灭菌如环氧乙烷灭菌、过氧化氢等离子灭菌等。

（3）器械的浸泡灭菌，应选择对金属基本无腐蚀性的灭菌剂。

（4）物体表面消毒，应考虑表面性质。光滑表面宜选择液体消毒剂擦拭；

多孔材料表面宜采用浸泡等消毒方法。

13. 使用后的医疗器械未经清洗直接消毒灭菌能达到效果吗？

答：不能。如果医疗器械使用后不清洗或清洗不彻底，微生物会在物体表面形成生物膜，将影响消毒因子的穿透，造成消毒灭菌失败。彻底清洗是保证消毒或灭菌成功的关键。

第二节 常用的消毒灭菌方法

1. 医院常用的消毒、灭菌方法有哪些？

答：医院常用的消毒、灭菌方法有：

（1）灭菌方法：包括热力灭菌等物理灭菌方法，以及使用环氧乙烷、过氧化氢、过氧乙酸等化学灭菌剂的低温灭菌方法等。

（2）高水平消毒方法：包括紫外线等物理消毒法和使用含氯制剂、过氧乙酸、过氧化氢等化学消毒剂的消毒方法。

（3）中水平消毒方法：包括使用碘类消毒剂（碘伏、碘酊、氯己定碘等）、醇类、醇类和氯己定的复方，醇类和季铵盐类化合物的复方、酚类等消毒剂。

（4）低水平消毒方法：包括使用季铵盐类（苯扎溴铵等）、双胍类（氯己定）等消毒剂的消毒方法。

2. 使用化学消毒剂有哪些注意事项？

答：使用化学消毒剂应注意：

（1）使用经卫生行政部门批准或符合卫生行政部门要求的消毒剂。

（2）应按照卫生行政部门批准使用的范围和方法使用。

（3）准确配置消毒剂。使用中途不应添加消毒剂。

（4）注意配置后消毒剂的使用期限，不过期使用。

（5）消毒前物品应清洁、干燥。

（6）消毒物品应与消毒剂充分接触。

（7）盛放消毒剂的容器要清洁。

（8）不得将消毒液用作保存器械。

（9）定期监测消毒液浓度。

3. 压力蒸汽灭菌器灭菌时，对物品的包装有要求吗？

答：有。如灭菌包的重量和体积、包装材料以及包内物品的摆放等均有严格要求。不符合要求，将会影响灭菌质量。

第十章　常用医疗用品及环境的消毒与管理

第一节　常用医疗用品的消毒及使用管理

1. 手术器械、穿刺针等医疗用品如何消毒?

答:手术器械及穿刺针等医疗用品需进入人体无菌组织,属于高度危险性物品,应采用灭菌方法消毒。

2. 换药碗应采用何种消毒方法?

答:换药碗用于清创或手术切口的换药,与破损皮肤和组织接触,属于高度危险性物品,应采用灭菌方法消毒。

3. 干保存的无菌持物钳和持物罐开启使用后多长时间更换1次?

答:干保存的无菌持物钳和持物罐开启使用后应 4 h 更换 1 次,遇污染随时更换。

4. 以容器包装灭菌的敷料类无菌物品启用后最长不得超过多少时间?

答:以容器包装灭菌的敷料类无菌物品启用后最长不得超过 24 h。无菌敷料反复开启取用,极易导致污染。有条件的,建议使用小包装。

5. 启用后的药液最长不得超过多少时间?

答:抽出的药液最长不得超过 2 h;作为溶媒启封抽吸的无菌药液,最长使用时间不得超过 24 h。使用中一旦污染,应立即废弃。建议使用小剂量包装溶媒。

6. 可重复使用的雾化器螺纹管、呼吸机管路等应如何消毒?

答:可以采用热力消毒,也可采用化学浸泡消毒,如 500 mg/L 的含氯消毒剂浸泡 30 min,再用无菌水冲净干燥备用。注意:消毒前一定要先清洗。

7. 氧气湿化水可以用自来水吗?

答:不能。氧气湿化水要用灭菌水。

8. 用后的体温表如何消毒处理?

答:可以采用化学消毒剂浸泡消毒,如 500 mg/L 的含氯消毒剂浸泡 30 min,再用灭菌水冲净、干燥备用。

9. 止血带需要消毒吗?

答:常规止血带只需要清洗干净、干燥备用,如有可视污染物的可消毒处理。

10. 血压计袖带应如何处理？

答：常规只需清洗干净，有可视污染物时，清洗后可用 250 mg/L 的含氯消毒剂消毒 30 min，洗净后干燥备用。

11. 听诊器如何消毒与处理？

答：听诊器一般只需清洁处理，被污染的听诊器可用 75％的乙醇擦拭消毒。

12. 灭菌后的无菌物品包在什么情况下视为污染不能再使用？

答：灭菌后的无菌物品包在使用前，如果发现包内化学指示卡变色不完全、外包装潮湿、超过有效期、包装物破损等视为污染不得使用。

13. 哪些内镜需要消毒？哪些内镜需要灭菌处理？

答：需要消毒的内镜有：胃镜、肠镜、纤支镜、喉镜等。

需要灭菌的内镜有：腹腔镜、膀胱镜、胸腔镜、胆管镜、脑室镜、关节镜等。

14. 灭菌后医疗用品可以无限期存放吗？

答：不可以，灭菌的医疗用品存放是有有效期的；不同的包装、不同的灭菌方式有效期是不同的。

15. 油纱布、液体石蜡、滑石粉如何消毒？

答：油纱布、液体石蜡、滑石粉等油类、粉剂物品应采用干热灭菌方法进行灭菌。

第二节　环境的清洁与消毒

1. 病室的空气需要每天消毒吗？

答：普通病室空气不需常规消毒，每天开窗通风即可。医疗机构应保持诊疗环境的清洁与干燥，遇污染及时进行有效的消毒；对感染具有高风险的部门应定期进行消毒。

2. 在有人的情况下能使用紫外线消毒空气吗？

答：不能，紫外线本身及其在使用时产生的臭氧对人体是有害的。

3. 病房需常规使用消毒剂拖地吗？

答：不需要，只有在被病人体液、血液等污染的情况下才需消毒处理。

4. 病区地面遭受污染后如何消毒？

答：如果地面被污染，可对污染物进行覆盖消毒后将污染物清除，再以消毒剂擦拭局部污染的地面，达到消毒效果后，再用清水清洁。

5. 医疗设备表面需要消毒吗？

答：常规只需清洁，可定期或遇污染时进行消毒。

第十一章 消毒药械和一次性使用
医疗用品管理

第一节 消毒药械的管理

1. 消毒药械主要包括哪两大类？

答：消毒药械主要包括消毒剂和消毒器械两大类。

2. 使用科室能自行采购消毒药械吗？

答：使用科室不能自行采购消毒药械。

3. 科室在使用消毒药械过程中应注意哪些？

答：科室在使用消毒药械时应注意：

（1）使用前应检查小包装有无破损、过期、不洁等情况。

（2）使用前认真阅读产品说明、使用范围、使用方法和注意事项等，并严格遵照执行。

（3）怀疑使用产品与医院感染暴发有关时，应立即停止使用、封存、送检，并及时向科主任、护士长和医院主管部门、医院感染管理科等部门报告。

（4）大批量不合格消毒剂（过期、污染）应按《医疗废物管理条例》中化学性废物的要求处理。

4. 医疗机构能否更改消毒器械的使用方法？

答：不能。医疗机构在使用消毒器械时，必须严格按照卫生部对该产品颁发的卫生许可批件审批的使用说明进行，不允许更改。

第二节 一次性使用医疗用品的管理

1. 何谓一次性使用医疗用品？

答：一次性使用医疗用品是指不重复使用的医疗用品。包括消毒或灭菌的一次性使用医疗用品和不需消毒或灭菌的一次性使用医疗用品。如无菌注射器、输液（血）器、一次性口镜、口罩、医用胶布等。

2. 临床科室在使用一次性医疗用品前应检查哪些内容？

答：临床科室在使用一次性医疗用品前应检查小包装有无破损、失效，产品有无不洁等。

3. 一次性使用医疗用品使用后或过期,可以重新灭菌后使用吗? 为什么?

答:一次性使用医疗用品使用后不得重复使用。

过期的一次性使用医疗用品不可重新灭菌后使用。

一次性使用医疗物品过期后再次灭菌可能会有以下改变:产品原材料老化变脆,易增加微粒;如经环氧乙烷再次灭菌,会增加环氧乙烷的残留量;如经辐射灭菌,可改变高分子材料的性能,如强度不够、易脆裂;过期物品有可能有微生物生长,再灭菌后,微生物菌体裂解及代谢产物易发生热原反应。

第十二章 血源性病原体职业暴露

第一节 血源性病原体职业暴露的预防措施

1. 什么是血源性病原体?

答:血源性病原体是指存在于血液和某些体液中能引起人体疾病的病原微生物,例如乙型肝炎病毒、丙型肝炎病毒和艾滋病病毒等。

2. 何谓血源性病原体职业暴露?

答:血源性病原体职业暴露是指医务人员在从事诊疗、护理等工作过程中,通过眼、口、鼻及其他黏膜、破损皮肤或非胃肠道接触含血源性病原体的血液或其他潜在传染性物质的状态。

3. 何谓血源性病原体职业暴露中的非胃肠道接触?

答:血源性病原体职业暴露中的非胃肠道接触是指医务人员在工作中,通过针刺、咬伤、擦伤和割伤等途径穿透皮肤或黏膜屏障,接触血源性病原体的状态。

4. 预防医务人员血源性病原体职业暴露的基本措施有哪些?

答:预防医务人员血源性病原体职业暴露的基本措施有:

(1) 加强医务人员血源性病原体职业暴露防护知识的培训。

(2) 严格执行标准预防措施。

(3) 针对接触的不同疾病的传播途径采取相应的隔离措施。

(4) 对医务人员健康状况进行评估,进行预防接种,提高人体免疫水平。

5. 医务人员在诊疗操作时,应采取哪些锐器伤预防措施?

答:医务人员在诊疗操作时,预防锐器伤的措施有:

(1) 操作时要保证充足的光线。

(2) 建议使用具有安全防护装置的医用器械,以防刺伤。

(3) 建议手术中使用容器传递锐器,以免造成医务人员的损伤。

(4) 禁止将使用后的一次性针头双手重新套上针头套。如确需回套,只能单手操作。

(5) 禁止用手直接接触使用后的针头、刀片等锐器。

(6) 使用后的锐器直接放入耐刺、防渗漏的利器盒。

(7) 处理污物时禁止用手直接抓取及按压污物。

第二节 血源性病原体职业暴露的处置方法

1. 医务人员发生血源性病原体职业暴露后，如何正确进行局部处理？

答：医务人员发生血源性病原体职业暴露后，应当立即实施以下局部处理措施：

（1）完整的皮肤或黏膜暴露后，用肥皂液和流动水清洗污染的皮肤，用生理盐水反复冲洗黏膜。

（2）破损的皮肤或黏膜暴露后，用肥皂液和流动水清洗污染的皮肤，用生理盐水反复冲洗黏膜，然后用消毒液进行局部消毒。皮肤可用75%乙醇或者0.5%碘伏消毒，黏膜可用0.05%碘伏消毒。

（3）发生锐器伤有伤口时，应当由伤口的近心端向远心端轻轻挤压，避免挤压伤口局部，尽可能挤出损伤处的血液，并用肥皂液和流动水进行冲洗。冲洗后，用消毒液如75%乙醇或者0.5%碘伏进行局部消毒。

2. 医务人员发生血源性病原体职业暴露后，应有哪些处置程序？

答：医务人员发生血源性病原体职业暴露后，应进行以下处置程序：

（1）进行正确的局部处理。

（2）向科室负责人及感染管理科报告，并填写职业暴露登记表。

（3）核实暴露的感染源情况，根据感染源种类及暴露的程度，进行相关抗原抗体检测。

（4）采取相应的预防感染措施，并定期追踪随访。

3. 根据暴露的感染源不同，如何采取相应的预防感染措施？

答：当发生职业暴露时，应根据暴露的感染源不同，采取相应的预防感染措施：

（1）乙型肝炎病毒：根据发生职业暴露的医务人员的乙肝病毒相关检测结果，给予乙肝免疫球蛋白和（或）接种乙肝疫苗。

（2）丙型肝炎病毒：不推荐采用接触后预防措施。发生职业暴露的医务人员在暴露后定期进行丙肝病毒相关检测。

（3）艾滋病病毒：尽快采取接触后预防措施。立即对发生暴露的医务人员进行评估，决定实施预防性用药方案，并进行艾滋病病毒追踪检测。

第十三章　抗菌药物合理应用

第一节　抗菌药物治疗性应用基本原则

1. 临床治疗性应用抗菌药物的指征是什么？

答：根据患者的症状、体征及实验室检查结果，初步诊断为细菌性感染者以及经病原检查确诊为细菌性感染者有指征应用抗菌药物；由真菌、支原体、衣原体、螺旋体、立克次体及部分原虫等病原微生物所致的感染亦有临床治疗性应用抗菌药物的指征。

2. 抗菌药物治疗方案应根据哪些因素来制订？

答：抗菌药物治疗方案应根据病原菌的种类及其药敏结果、患者感染部位、感染严重程度和患者的生理、病理情况以及抗菌药物的特点来制订，包括抗菌药物的选用品种、剂量、给药次数、给药途径、疗程及联合用药等。

第二节　外科手术预防性应用抗菌药物基本原则

1. 外科手术预防性应用抗菌药物的目的是什么？

答：外科手术预防使用抗菌药物的目的是：预防手术部位感染及术后可能发生的全身性感染。

2. 围手术期预防性应用抗菌药物的指征是什么？

答：根据不同类型手术，围手术期预防性应用抗菌药物的指征是：

（1）清洁（Ⅰ类）手术：一般不需预防性使用抗菌药物，仅在手术范围大、时间长、手术涉及重要脏器感染且后果严重、使用人工材料或人工装置的手术，以及高龄或免疫缺陷者等高危人群等，应考虑预防性使用抗菌药物。

（2）清洁-污染（Ⅱ类）手术：由于手术部位存在大量人体寄殖菌群，手术时可能污染手术野引致感染，故需预防性使用抗菌药物。

（3）污染（Ⅲ类）手术：由于胃肠道、尿路、胆管体液大量溢出或开放性创伤未经扩创等，已造成手术野严重污染，此类手术需预防性使用抗菌药物。

3. 围手术期预防性应用抗菌药物应如何选择？

答：围手术期预防性应用抗菌药物的选择：应考虑手术部位及该部位的

常见病原菌的种类、抗菌药物的抗菌谱、不良反应及药代动力学特点等。选用的抗菌药物必须是疗效肯定、安全、使用方便，且价格低的品种。万古霉素及喹诺酮类药物一般不宜用作预防用药。

4. 围手术期预防性应用抗菌药物应如何给药？

答：围手术期预防性应用抗菌药物的给药方法：抗菌药物应该在手术前 0.5～2 h 内，最好在皮肤切开前 30 min 或麻醉诱导开始时静脉给药。如果手术时间超过 3 h，或者手术时间长于所用抗菌药物半衰期的，或失血量大于 1 500 ml，术中可追加合理剂量的抗菌药物。总的预防用药时间不应超过 24 h，个别情况可延长至 48 h。

第十四章　医疗废物管理

第一节　医疗废物处置原则

1. 何谓医疗废物？

答：医疗废物是指医疗卫生机构在医疗、预防、保健，以及其他相关活动中产生的具有直接或者间接感染性、毒性以及其他危害性的废物。

2. 医疗废物处置原则是什么？

答：医疗废物处置原则是：

（1）分类收集原则：减少有害有毒废物和带传染性废物的数量，有利废物的回收和处理。

（2）回收利用原则：避免浪费。

（3）减量化原则：通过重复利用、破碎、压缩、焚烧等手段，减少固体废物的体积和数量。

（4）无公害原则：废物处理必须遵守环保及卫生法规标准要求。

（5）分散与集中处理相结合的原则：分类收集的废物分别进行处理。

第二节　医疗废物的分类收集与运送

1. 医疗废物共分成哪几类？

答：医疗废物分为以下五类：

（1）感染性废物：携带病原微生物具有引发感染性疾病传播危险的医疗废物。

（2）病理性废物：诊疗过程中产生的人体废弃物和医学实验动物尸体等。

（3）损伤性废物：能够刺伤或者割伤人体的废弃的医用锐器。

（4）药物性废物：过期、淘汰、变质或者被污染的废弃的药品。

（5）化学性废物：具有毒性、腐蚀性、易燃易爆性的废弃的化学物品。

2. 医疗废物应如何分类收集？

答：医疗废物在分类收集时，应存放于医疗废物专用的包装袋、锐器盒内。感染性废物、病理性废物置于黄色医疗废物包装袋内，损伤性废物置于专用的锐器盒内,由专职收集人员在规定时间内转运到医院指定的医疗废物暂存地统一处理。药物性废物、化学性废物交由专门的机构处理。

3. 使用后病原体培养基、标本和菌种、毒种保存液等高危险废物应如何处置?

答:医疗废物中病原体的培养基、标本和菌种、毒种保存液等高危险废物,应当首先在产生地点进行压力蒸汽灭菌或者化学消毒处理,然后按感染性废物收集处理。

4. 传染病病人产生的医疗废物应如何处置?

答:对传染病病人产生的医疗废物的处置要求有:

(1) 收治的传染病病人或者疑似传染病病人产生的生活垃圾,按照医疗废物进行管理和处置。

(2) 隔离的传染病病人或者疑似传染病病人产生的具有传染性的排泄物,应当按照国家规定严格消毒,达到国家规定的排放标准后方可排入污水处理系统。

(3) 隔离的传染病病人或者疑似传染病病人产生的医疗废物应当使用双层包装物,并及时密封。

5. 已收集的医疗废物能否取出重新分类?

答:放入包装物或者容器内的感染性废物、病理性废物、损伤性废物不得取出重新分类。

6. 对医疗废物进行收集包装时应注意哪些问题?

答:医疗废物进行收集包装时应注意:

(1) 医疗废物包装物或容器应符合《医疗废物专用包装物、容器标准和警示标识规定》的要求。

(2) 医疗废物产生地点应当有医疗废物分类收集方法的示意图或者文字说明。

(3) 盛装的医疗废物达到包装物或者容器的 3/4 时,应当使用有效的封口方式,使包装物或者容器的封口紧实、严密。

(4) 包装物或者容器的外表面被感染性废物污染时,应当对被污染处进行消毒处理或者增加一层包装。

(5) 盛装医疗废物的每个包装物、容器外表面应当有警示标识,在每个包装物、容器上应有中文标签。

7. 医疗废物包装运送人员应该配备哪些防护用品?

答:医疗废物包装运送人员应配备的防护用品包括:工作衣、防渗透隔离衣/围裙、胶鞋、口罩、乳胶/橡胶手套等。

第二部分　三基训练习题

一、填空题

1. 外源性医院感染的病原体来自＿＿＿＿＿＿＿；内源性医院感染的病原体来自＿＿＿＿＿＿＿＿＿＿＿＿＿＿＿＿＿＿。

2. 外源性医院感染的传播过程由三个环节组成：＿＿＿＿＿＿＿＿＿、＿＿＿＿＿＿＿、＿＿＿＿＿＿＿。

3. 我国医院感染常见发生部位为＿＿＿＿＿＿＿、＿＿＿＿＿＿、＿＿＿＿＿和＿＿＿＿＿＿。

4. 医院感染的传播途径主要有＿＿＿＿＿＿＿＿＿、＿＿＿＿＿＿＿＿＿和＿＿＿＿＿＿＿＿。

5. 医院感染根据病原体的来源不同可分为＿＿＿＿＿＿＿感染和＿＿＿＿＿感染。

6. 医院感染中,无明显潜伏期的感染,规定病人入院＿＿＿＿小时以后发生的感染属于医院感染。

7. 医院感染中,有明显潜伏期的感染,规定自病人入院时算起,超过＿＿＿＿＿＿期后发生的感染属于医院感染。

8. 血管内导管相关性感染是指带有血管内导管或拔除导管48小时内患者出现的＿＿＿＿＿部位感染、或隧道感染、或＿＿＿＿＿＿感染等的临床表现。

9. 表浅手术切口感染是指:手术后＿＿＿＿＿天以内发生,仅累及切口＿＿＿＿＿或＿＿＿＿＿组织的感染。

10. 深部手术切口感染是指无植入物者手术后＿＿＿＿＿天以内、有植入物者手术后＿＿＿＿＿年以内发生的感染,累及＿＿＿＿＿和＿＿＿＿＿＿的深部软组织。

11. 输血相关性感染常见病原体有肝炎病毒(乙、丙、丁、庚型等)、＿＿＿＿＿病毒、＿＿＿＿＿病毒、疟原虫、弓形体等。

12. 医院感染病原体的特点主要有：＿＿＿＿＿＿＿、＿＿＿＿＿＿＿及＿＿＿＿＿＿＿。

13. 医院感染病例监测,根据其监测范围可分为＿＿＿＿＿监测和＿＿＿＿＿监测。

14. 洗手能去除手部＿＿＿＿＿和部分＿＿＿＿＿菌。

15. 医务人员用速干手消毒剂揉搓双手,以减少手部暂居菌的过程,称＿＿＿＿＿＿＿＿＿。

16. 手卫生为医务人员＿＿＿＿＿＿＿、＿＿＿＿＿＿＿＿和＿＿＿＿＿＿＿＿＿＿的总称。

17. 医务人员对经空气传播的传染病患者进行＿＿＿＿＿＿＿＿检查、吸痰和气管插管等近距离操作,可能发生患者血液、体液、分泌物喷溅时,应使用＿＿＿＿＿＿＿＿防护面罩。

18. 医务人员接触患者的血液、体液、分泌物、排泄物、呕吐物及污染物品时,应戴＿＿＿＿＿＿＿＿＿手套;进行无菌操作、接触患者破损皮肤、黏膜时,应戴＿＿＿＿＿＿＿＿＿＿＿手套;诊疗护理不同的患者之间应＿＿＿＿＿＿＿＿＿手套。

19. 医务人员从潜在污染区进入＿＿＿＿＿＿＿＿时和从＿＿＿＿＿＿＿＿＿进入负压病房时应穿鞋套。

20. 医务人员在有创操作中,为防止血液、体液飞溅,应佩戴＿＿＿＿＿＿＿＿＿口罩;接触经空气传播的呼吸道传染病患者时,应戴＿＿＿＿＿＿＿＿＿口罩。

21. 医务人员进入污染区和洁净环境前、进行无菌操作等时应戴＿＿＿＿＿＿＿＿＿。

22. 在进行中心静脉置管时,应当铺＿＿＿＿＿＿＿＿＿＿单(巾);置管人员应戴帽子、＿＿＿＿＿＿＿＿＿、＿＿＿＿＿＿＿＿手套,穿无菌手术衣。

23. 在为成人进行中心静脉置管时,置管部位应首选＿＿＿＿＿＿＿＿静脉,尽量避免选择＿＿＿＿＿＿＿静脉和＿＿＿＿＿＿＿静脉。

24. 在紧急状态下进行的中心静脉置管,若不能保证有效的无菌操作,应在＿＿＿＿＿＿＿＿小时内尽快拔除导管,更换穿刺部位后＿＿＿＿＿＿＿＿＿＿＿＿＿。

25. 根据污染后导致的危害程度,可将医院物品分为＿＿＿＿＿＿＿物品、＿＿＿＿＿＿＿物品和＿＿＿＿＿＿＿物品三类。

26. 医院高度危险性物品使用后,应采用＿＿＿＿＿＿＿＿方法处理。

27. 医院中度危险性物品使用后,应采用＿＿＿＿＿＿＿＿方法处理。

28. 医院低度危险性物品使用后,应采用＿＿＿＿＿＿＿＿或＿＿＿＿＿＿＿＿方法处理。

29. 启用后作为溶媒的无菌药液,最长可以使用＿＿＿＿＿＿＿＿＿＿小时。

30. 常规情况下,止血带使用后的处理只需＿＿＿＿＿＿＿＿＿,干燥备用。

31. 用容器包装灭菌的敷料类无菌物品启用后,可连续使用＿＿＿＿＿＿＿＿＿＿小时;抽出的药液须在＿＿＿＿＿＿＿＿＿小时内使用。

32. 临床常用的需要消毒的内镜有:＿＿＿＿＿＿＿＿＿＿＿、＿＿＿＿＿＿＿＿＿、＿＿＿＿＿＿＿＿、＿＿＿＿＿＿＿＿＿＿。

33. 临床使用的油纱布、液体石蜡要用＿＿＿＿＿＿＿＿＿方法灭菌。

34. 病室的空气消毒处理时,当有人在的情况下＿＿＿＿＿＿＿＿紫外线消毒空气。

35. 病房地面不需要常规消毒,只有在被＿＿＿＿＿＿＿＿＿或＿＿＿＿＿＿＿＿＿污染的情况下才需消毒处理。

36. 医院使用的消毒药械主要包括＿＿＿＿＿＿和＿＿＿＿＿＿两大类。

37. 医务人员发生锐器伤有伤口时,应当由＿＿＿＿端向＿＿＿＿端轻轻挤压,尽可能挤出＿＿＿＿＿,并用＿＿＿＿＿＿和＿＿＿＿＿＿＿进行冲洗。

38. 当医务人员职业暴露的感染源为艾滋病病毒时,应立即对暴露者进行＿＿＿＿＿＿＿＿＿,决定＿＿＿＿＿＿＿＿的实施方案,并进行艾滋病病毒追踪检测。

39. 围手术期预防性应用抗菌药物总的用药时间不应超过＿＿＿＿＿＿小时,个别情况可延长至＿＿＿＿＿＿小时。

40. 携带病原微生物,具有引发感染性疾病传播危险的医疗废物属于＿＿＿＿＿＿＿性废物。

41. 医疗废物中病原体的培养基、标本和菌种、毒种保存液等高危险废物,应当首先在产生地点进行＿＿＿＿＿＿或者＿＿＿＿＿＿＿＿处理,然后按＿＿＿＿＿＿性废物收集处理。

42. 隔离的传染病病人或疑似传染病病人产生的医疗废物需要使用＿＿＿＿＿层包装物,并及时＿＿＿＿＿＿＿。

二、是非题

1. 内源性医院感染可表现为散发,也可表现为暴发形式。 （　　）

2. 呼吸道是我国常见的医院感染部位。 （　　）

3. 泌尿道不是我国常见的医院感染部位。 （　　）

4. 长期接受抗菌药物治疗者不是医院感染的易感人群。 （　　）

5. 指导、督促本科室医务人员执行无菌操作技术、消毒隔离等制度是临床科室感染管理小组的职责。 （　　）

6. 拔除血管内导管 48 小时内,患者静脉穿刺部位有脓液排出,这是血管内导管相关感染的临床表现之一。 （　　）

7. 由创伤或非生物因子刺激而产生的炎症表现,属于医院感染。 （　　）

8. 带血管内导管期间,患者出现菌血症或真菌血症,在排除了其他明确的感染源以后,可诊断为导管相关血流感染。 （　　）

9. 患者在原感染已知病原体基础上,又分离出新的病原体的感染,属于医院感染。 （　　）

10. 住院患者在皮肤开放性伤口分泌物中培养到细菌,即可诊断为医院感染。 （　　）

11. 临床微生物培养标本采集后,应在 12 小时内送达实验室。 （　　）

12. 采集手术切口感染标本时,可将切口敷料上的渗液送检。 （　　）

13. 患者尿培养标本不能在集尿袋中采集。　　　　　　　　　（　　　）

14. 在诊断导管相关性血流感染时,应根据是否保留导管采取不同的血培养标本采集方法。　　　　　　　　　　　　　　　　　　（　　　）

15. 医院感染监测的目的之一是降低医院感染发病率。　　　　（　　　）

16. 及时发现和鉴别医院感染暴发,不是医院感染监测的目的。（　　　）

17. 标准预防就是医务人员接触所有病人都要带好手套、口罩、护目镜或防护面屏、穿好隔离衣以及安全注射。　　　　　　　　　　　（　　　）

18. 标准预防就是指医务人员接触传染性疾病患者的血液、体液、分泌物时,要做好防护。　　　　　　　　　　　　　　　　　　　（　　　）

19. 医务人员洗手与卫生手消毒都能减少手部皮肤暂居菌。　　（　　　）

20. 即使手部有肉眼可见污染,使用速干手消毒剂消毒双手也能代替洗手。
　　　　　　　　　　　　　　　　　　　　　　　　　　（　　　）

21. 受条件限制的医院,普通病区同种感染性疾病、同种病原体感染患者可安置于一室,病床间距宜大于 0.8 m。　　　　　　　　　　（　　　）

22. 医务人员接触经接触传播的感染性疾病患者时应戴医用防护口罩。
　　　　　　　　　　　　　　　　　　　　　　　　　　（　　　）

23. 隔离病室应有隔离标志,并限制人员的出入。　　　　　　（　　　）

24. 使用呼吸机辅助呼吸的患者,应每周评估是否撤机和拔管,以减少插管天数。　　　　　　　　　　　　　　　　　　　　　　　　（　　　）

25. 使用呼吸机辅助呼吸的患者,应保持气管插管气囊压力在 $10 \sim 20\ cmH_2O$。
　　　　　　　　　　　　　　　　　　　　　　　　　　（　　　）

26. 在呼吸机相关肺炎的预防措施中,要求严格掌握气管插管或切开适应证,优先考虑无创通气。　　　　　　　　　　　　　　　　　　（　　　）

27. 为预防呼吸机相关肺炎,在吸痰等操作前后,医务人员应该执行手卫生。
　　　　　　　　　　　　　　　　　　　　　　　　　　（　　　）

28. 在呼吸机相关肺炎的预防措施中,要求呼吸机螺纹管冷凝水应及时倾倒,不可使冷凝水逆流入患者气道。　　　　　　　　　　　　　（　　　）

29. 择期手术患者应当尽可能待手术部位以外的感染治愈后再施行手术。
　　　　　　　　　　　　　　　　　　　　　　　　　　（　　　）

30. 糖尿病患者手术前应有效控制血糖水平。　　　　　　　　（　　　）

31. 在手术部位感染的预防措施中,要求需要引流的手术,应当首选开放式引流。　　　　　　　　　　　　　　　　　　　　　　　　（　　　）

32. 医务人员患感冒等呼吸道疾病未治愈前,应戴双层口罩参加手术。
　　　　　　　　　　　　　　　　　　　　　　　　　　（　　　）

33. 做局麻小手术时,手术人员只需要戴无菌手套,不必进行外科手消毒。 （   ）

34. 为预防手术部位感染,手术中应保证手术室门关闭,尽量保持手术室正压通气。 （   ）

35. 手术中,医务人员要严格遵循无菌技术原则和手卫生规范。 （   ）

36. 为预防手术部位感染,手术人员术中接触组织要轻柔,最大限度地减少组织损伤。 （   ）

37. 为预防手术部位感染,手术中应有效止血、彻底去除坏死组织,避免形成死腔。 （   ）

38. 为预防手术部位感染,手术部位的冲洗应选用 39～42℃无菌生理盐水。 （   ）

39. 中心静脉置管使用的医疗器械、器具等必须达到灭菌水平。 （   ）

40. 医务人员如患疖肿、湿疹等皮肤病,在未治愈前不应进行中心静脉置管操作。 （   ）

41. 为预防血管内导管相关感染,应保持中心静脉导管连接端口的清洁,注射药物前用 75％乙醇或含碘消毒剂进行消毒。 （   ）

42. 为预防血管内导管相关感染,中心静脉导管连接端口如有血迹等污染时,应 24 小时内更换。 （   ）

43. 医务人员应当每周 1～2 次对保留中心静脉导管的必要性进行评估,尽早拔除导管。 （   ）

44. 为预防血管内导管相关感染,应定期更换中心静脉导管。 （   ）

45. 应严格掌握适应证,避免不必要的留置导尿。 （   ）

46. 为预防导尿管相关尿路感染,在置管时动作要轻柔,避免损伤尿道黏膜。 （   ）

47. 当留置导尿管患者出现导尿管阻塞时,为预防感染,应立即用无菌生理盐水冲洗尿管。 （   ）

48. 当留置导尿管患者搬运时,应夹闭引流管,防止尿液逆流。 （   ）

49. 应经常评估患者留置导尿管的必要性,尽可能延长留置导尿管时间。 （   ）

50. 留置导尿管时,应保证患者的集尿袋高度低于膀胱水平,防止逆行感染。 （   ）

51. 如果医疗器械使用后不清洗,微生物在物体表面形成生物膜,将造成消毒灭菌失败。 （   ）

52. 当使用中的消毒剂浓度测试偏低时,应及时添加消毒剂。 （   ）

53. 穿刺针使用后,可选择高水平消毒方法处理。 （   ）

54. 使用后的血压计袖带只需清洁,从来都不需要消毒。 （　　）

55. 被污染的听诊器可用 75％的乙醇擦拭消毒。 （　　）

56. 灭菌后的医疗物品有保存有效期,消毒后的物品可无限期存放。 （　　）

57. 病室的空气不需要常规消毒,每天开窗通风即可。 （　　）

58. 一次性使用医疗用品经灭菌后可重复使用。 （　　）

59. 过期的一次性使用医疗用品经重新灭菌后可以使用。 （　　）

60. 临床科室可以根据其科室需要,自行采购消毒药械。 （　　）

61. 医疗机构在使用消毒器械时,可以根据实际情况对产品说明中的使用范围、使用方法等进行调整。 （　　）

62. 临床科室在使用一次性医疗用品前,应检查小包装有无破损。 （　　）

63. 临床科室在使用一次性医疗用品前,应检查是否在有效期内。 （　　）

64. 当发生血源性病原体职业暴露时,首先要打电话向上级主管部门汇报。

（　　）

65. 诊疗过程中产生的废弃锐器可先收集,再进行分拣。 （　　）

66. 一次性注射器使用后,应及时重新套上针头套。 （　　）

67. 禁止用手直接接触使用后的针头、刀片等锐器。 （　　）

68. 诊断为病毒性感染者,有治疗性应用抗菌药物的指征。 （　　）

69. 感染的病原菌种类及其药敏结果是制订抗菌药物治疗方案依据之一。

（　　）

70. 由于清洁-污染（Ⅱ类）手术的手术部位存在大量人体寄殖菌群,手术时可能污染手术野引致感染,故需预防性使用抗菌药物。 （　　）

71. 医疗机构收治的传染病患者或者疑似传染病患者产生的生活垃圾,不需按医疗废物进行管理。 （　　）

72. 损伤性废物应置于黄色医疗废物包装袋内。 （　　）

73. 感染性废物、病理性废物应置于黄色医疗废物包袋内。 （　　）

74. 药物性废物和化学性废物应交由专门的机构处理。 （　　）

75. 医院感染是指住院病人在住院期间发生的感染。 （　　）

76. 住院病人在医院内获得,出院后发生的感染不属于医院感染。 （　　）

77. 工作人员在医院内获得的感染不属于医院感染。 （　　）

78. 在医疗服务中,因病原体传播引起的感染为医源性感染。 （　　）

79. 某科室的住院患者中,一周内发生了 3 例同种同源病原体感染的病例,不是医院感染暴发。 （　　）

80. 采用隔离措施,可以防止病原体从患者及携带者传播给他人。 （　　）

三、单项选择题

1. 发生医院感染的高危科室是   （   ）

  A. 五官科   B. 消化科

  C. 新生儿病房   D. 皮肤科

  E. 心脏科

2. 下列选项不是外源性医院感染的感染源的为   （   ）

  A. 病人   B. 病人自身的常居菌

  C. 污染的医疗器械   D. 病原菌携带者

  E. 污染的血液制品

3. 下列情况属于医院感染的是   （   ）

  A. 患者住院次日晨尿常规检查显示，WBC 30 个/高倍镜视野

  B. 患儿住院 48 小时内出现麻疹

  C. 皮肤黏膜开放性伤口只有细菌定植而无炎症表现

  D. 手术后 30 天以内发生，切口局部红、肿、热、痛，并可见化脓性分泌物

  E. 手术缝线通过处有轻微炎症

4. 下列情况不属于医院感染的是   （   ）

  A. 住院期间慢性胆囊炎急性发作

  B. 患者住院 1 周后出现无症状菌尿症

  C. 病人肌内注射后出现注射部位明显肿胀、疼痛、穿刺有脓性分泌物

  D. 患者在拔牙后出现化脓性牙龈炎

  E. 因肺炎链球菌肺炎住院治疗，治疗期间痰培养又发现耐药肺炎克雷伯菌感染征象

5. 下列选项不符合呼吸机相关肺炎诊断的是   （   ）

  A. 患者施行人工机械通气治疗后出现肺部感染临床表现，并伴发热

  B. 患者解除机械通气 48 小时内出现黏痰、肺部啰音，并伴发热

  C. 患者住院期间行面罩吸氧治疗，5 天后出现肺部感染临床表现，并伴发热

  D. 病人在原有肺部感染基础上施行人工机械通气治疗，3 天后痰培养证实有新的病原体感染

  E. 患者解除机械通气 48 小时内出现黏痰、肺部啰音，X 线显示肺部有炎性浸润性病变

6. 诊断抗菌药物相关性腹泻，下列说法错误的是   （   ）

  A. 临床表现为假膜性肠炎和腹泻

  B. 可由艰难梭菌引起

C. 与应用抗菌药物有关

D. 大便涂片有菌群失调或培养出有意义的优势菌群

E. 与使用免疫抑制剂有关

7. 有关医院感染诊断,下列哪项是正确的: 　　　　　　　（　　　）

A. 无症状性菌尿不属于医院感染

B. 1周内有留置导尿史,现尿液培养出革兰阳性球菌菌落数≥ 10^4 cfu/ml,虽无尿路刺激征,但属于医院感染

C. 拔除血管内导管48小时以后出现的菌血症或真菌血症,属于导管相关血流感染

D. 创口感染就是手术切口感染

E. 病人化疗后出现活动性肺结核,不属于医院感染

8. 下列哪项不是常见的多重耐药菌医院感染部位 　　　　　（　　　）

A. 泌尿道感染　　　　　　　　　B. 胃肠道感染

C. 外科手术部位感染　　　　　　D. 医院获得性肺炎

E. 导管相关血流感染

9. 关于微生物标本采集,下列说法错误的是 　　　　　　　（　　　）

A. 避免常居菌群污染　　　　　　B. 在感染急性期

C. 使用抗生素后采集标本　　　　D. 选择正确的采集部位

E. 标本采集后应立即送检

10. 关于导管相关血流感染的血培养标本采集,下列说法错误的是 （　　　）

A. 保留导管时,至少采集两套血培养标本

B. 不保留导管时,只要送导管尖端进行培养即可

C. 保留导管时,至少一套血培养标本经外周静脉采集,另外一套从导管内或经输液港隔膜采集

D. 血培养标本应在采集后2小时内送检

E. 血培养标本若不能及时送检,应室温保存

11. 医院感染暴发常见类型不包括以下哪种类型: 　　　　　　（　　　）

A. 某一综合征的暴发　　　　　　B. 某一系统感染的暴发

C. 某一环境污染的暴发　　　　　D. 某一种细菌感染的暴发

E. 某一种病毒感染的暴发

12. 发生医院感染暴发,临床应在多长时间内向感染管理科报告 （　　　）

A. 12小时　　　　　　　　　　　B. 24小时

C. 48小时　　　　　　　　　　　D. 72小时

E. 立即

13. 发生医院感染暴发时,应该由谁来确认 （　　）

    A. 医生   B. 护士

    C. 病区护士长   D. 感染管理科组织相关专家

    E. 科主任

14. 符合标准预防的基本原则是 （　　）

    A. 认定所有患者的血液、体液、分泌物、排泄物均有可能含有被传播的感染原,应采取相应的隔离和防护措施

    B. 只需对具有传染性的血液、体液、分泌物、排泄物进行隔离

    C. 认定传染性疾病患者的血液、体液、分泌物、排泄物含有被传播的感染原,应采取相应的隔离和防护措施

    D. 目的是预防疾病由医务人员传至患者

    E. 目的是预防疾病由患者传至医务人员

15. 下面哪项不是标准预防的措施? （　　）

    A. 手卫生,包括洗手及手消毒

    B. 呼吸卫生/咳嗽礼仪

    C. 接触患者血液、体液、分泌物时做好个人防护

    D. 接触到非传染性疾病患者分泌物的医疗仪器不必进行处理

    E. 正确地处理污染的医疗器械、物品、织物和环境,防止其成为感染原的传播媒介

16. 下面有关 WHO 提出的"手卫生五个重要指征",正确的是 （　　）

    A. 清洁(无菌)操作前、清洁(无菌)操作后、接触体液后、接触患者后、接触患者环境后

    B. 接触患者前、清洁(无菌)操作前、接触体液后、接触患者环境前、接触患者环境后

    C. 接触患者前、清洁(无菌)操作前、接触体液后、接触患者后、接触患者环境后

    D. 清洁(无菌)操作前、接触体液前、接触体液后、接触患者后、接触患者环境后

    E. 接触患者前、清洁(无菌)操作前、接触体液前、接触体液后、接触患者后

17. 医务人员在下列哪种情况下不必洗手 （　　）

    A. 直接接触病人前后

    B. 接触易感病人前

    C. 从同一患者身体的清洁部位移动到污染部位时

    D. 接触不同病人之间

    E. 摘手套后

18. 关于洗手不正确的描述是 （ ）

   A. 要有充足的水洗手不必考虑是否为流动的

   B. 取适量肥皂或者皂液,均匀涂抹至整个手掌、手背、手指和指缝

   C. 按"六步洗手法"认真揉搓双手至少 15 秒

   D. 应注意清洗指背、指尖和指缝

   E. 在流动水下彻底冲净双手,用干手巾或纸擦干,取适量护手液护肤

19. 在呼吸道传染病病区的隔离要求中,下列说法不正确的是 （ ）

   A. 应严格服务流程和三区的管理

   B. 不同种类传染病患者应分室安置

   C. 经空气传播疾病的隔离病区,应设置负压病房

   D. 受条件限制的医院疑似患者可以不单独安置

   E. 各区之间分隔清楚,标识明显

20. 医务人员使用防护用品时,下列说法不正确的是 （ ）

   A. 可能受到患者血液、体液、分泌物、排泄物喷溅时,应穿隔离衣

   B. 医用防护口罩可反复持续使用,但遇污染及时更换

   C. 防护服被患者血液、体液、污物污染时,应及时更换

   D. 戴医用防护口罩时,应进行面部密合性测试

   E. 医务人员接触多个同类传染病患者时,防护服可连续应用

21. 接触飞沫传播的疾病患者时,医务人员防护的说法不正确的是 （ ）

   A. 进入隔离病室应戴口罩

   B. 进行可能产生喷溅的诊疗操作时,应戴护目镜或防护面罩

   C. 进行可能产生喷溅的诊疗操作时,应戴双层口罩

   D. 当接触患者及其血液、体液、分泌物、排泄物等物质时应戴手套

   E. 离开时按要求摘脱防护用品,并正确处理

22. 关于手术前手术部位皮肤的准备,正确的是 （ ）

   A. 清除手术切口局部的污染即可

   B. 术前均应去除手术部位毛发

   C. 术前备皮应在手术前一日进行

   D. 术前备皮应在手术当日进行

   E. 应使用刀片刮除手术部位的毛发

23. 预防使用抗菌药物的时机,不正确的是 （ ）

   A. 手术前一日及手术当日分次、足剂量使用抗菌药物

   B. 手术前 30 分钟至 2 小时内或麻醉诱导期使用抗菌药物

   C. 需要做肠道准备的患者,术前一天分次、足量口服非吸收性抗菌药物

   D. 手术时间超过 3 小时,术中应当追加合理剂量的抗菌药物

E. 术中失血量大于 1 500 ml 时,应当追加抗菌药物

24. 手术后手术部位感染的预防措施有　　　　　　　　　　(　　)

　　A. 接触患者切口前后不必进行手卫生

　　B. 更换切口敷料时,要严格遵守无菌技术操作原则及换药流程

　　C. 术后为了充分引流,尽可能延长引流管留置时间

　　D. 鼓励家属帮助观察患者手术切口情况

　　E. 切口出现分泌物时,应当立即使用抗菌药物

25. 关于中心静脉导管穿刺点敷料的使用,不正确的是　　　　(　　)

　　A. 尽量使用无菌透明、透气性好的敷料

　　B. 无菌透明敷料 1～2 次/周更换

　　C. 无菌纱布每 2 天 1 次更换

　　D. 穿刺点有出血、渗出的患者每日更换敷料

　　E. 更换敷料时,应当严格执行手卫生规范

26. 关于中心静脉置管患者输液管路的维护,正确的是　　　(　　)

　　A. 输血后,应于 24 小时内更换输液管路

　　B. 输注脂肪乳剂后,应于 48 小时内更换输液管路

　　C. 持续输液每 8 小时更换输液管路一次

　　D. 输液开始时用生理盐水或肝素盐水冲管,预防导管内血栓形成

　　E. 输液过程中定时用生理盐水或肝素盐水冲管,预防导管内血栓形成

27. 关于预防导尿管相关尿路感染,错误的是　　　　　　　(　　)

　　A. 应根据患者年龄、性别、尿道等情况选择合适的导尿管

　　B. 医务人员要认真洗手,戴无菌手套实施导尿术

　　C. 置管过程中尿管污染,应当重新更换尿管

　　D. 导尿时应该正确铺无菌巾,保持最大的无菌屏障

　　E. 应采用开放式引流装置

28. 关于预防导尿管相关尿路感染的措施,错误的是　　　　(　　)

　　A. 留置导尿管期间,应当每日清洁或冲洗尿道口

　　B. 应当保持尿道口清洁,大便失禁的患者会阴部清洁后还应当进行消毒

　　C. 出现尿路感染时,不应更换导尿管

　　D. 清空集尿袋中尿液时,应使用个人专用收集容器

　　E. 清空集尿袋中尿液时,避免集尿袋的出口触碰到收集容器

29. 下列选项不属于高度危险性物品的是　　　　　　　　　(　　)

　　A. 关节镜、胸腔镜　　　　　　　　B. 腹腔镜、活检钳

　　C. 手术器械、穿刺针　　　　　　　D. 植入物、心脏导管

　　E. 呼吸机管道、胃肠道内镜

30. 下列选项不属于低度危险性物品 （ ）

    A. 餐具、茶具、地面   B. 听诊器、血压计袖带

    C. 压舌板、喉镜、体温表   D. 床头柜、毛巾、被褥

    E. 脸盆、便器、痰盂

31. 医院消毒、灭菌基本要求正确的是 （ ）

    A. 重复使用的物品应先清洗,再消毒或灭菌

    B. 重复使用的物品应先预消毒,再清洗,再消毒或灭菌

    C. 耐热、耐湿的手术器械应采用化学消毒剂浸泡灭菌

    D. 环境与物体表面应常规消毒

    E. 环境受到病人的血液、体液等污染时,先消毒,再清洁

32. 使用化学消毒剂时,下列说法不正确的是 （ ）

    A. 使用经卫生行政部门批准或符合卫生行政部门要求的消毒剂

    B. 消毒剂的使用方法及范围可以根据需要随时调整

    C. 消毒前物品应清洁、干燥

    D. 消毒物品应与消毒剂充分接触

    E. 盛放消毒剂的容器要清洁等

33. 手术器械使用后消毒方法为 （ ）

    A. 1 000 mg/L 含氯消毒剂消毒   B. 高温消毒

    C. 灭菌   D. 75%乙醇消毒

    E. 0.5%碘伏消毒

34. 换药碗使用后处理方法是 （ ）

    A. 清洁   B. 灭菌

    C. 500 mg/L 含氯消毒剂消毒   D. 高温消毒

    E. 乙醇浸泡消毒

35. 干保存的无菌持物钳和持物罐启用后更换时间为 （ ）

    A. 4 小时   B. 6 小时

    C. 8 小时   D. 2 小时

    E. 4~8 小时

36. 使用后的体温表消毒方法正确的是 （ ）

    A. 500 mg/L 的含氯消毒剂浸泡 30 分钟

    B. 250 mg/L 的含氯消毒剂浸泡 60 分钟

    C. 500 mg/L 的含氯消毒剂浸泡 60 分钟

    D. 250 mg/L 的含氯消毒剂浸泡 30 分钟

    E. 压力灭菌

37. 需要灭菌的内镜有 （　　）

    A. 腹腔镜　胃镜　膀胱镜　胆管镜

    B. 膀胱镜　腹腔镜　胆管镜　胸腔镜

    C. 胸腔镜　膀胱镜　胆管镜　喉镜

    D. 关节镜　膀胱镜　肠镜　脑室镜

    E. 喉镜　膀胱镜　胃镜　脑室镜

38. 以容器包装灭菌的敷料类无菌物品启用后最长不得超过 （　　）

    A. 4 小时　　　　　　　　B. 6 小时

    C. 8 小时　　　　　　　　D. 24 小时

    E. 12 小时

39. 灭菌后的无菌物品包在下列哪种情况下应视为污染不能再使用 （　　）

    A. 在有效期内　　　　　　B. 包内化学指示卡变色不完全

    C. 包装完好无损　　　　　D. 包内化学指示卡变色完全

    E. 外包装干燥

40. 预防医务人员血源性病原体职业暴露的基本措施中,不正确的是 （　　）

    A. 严格执行标准预防措施

    B. 针对接触的不同疾病的传播途径采取相应的隔离措施

    C. 对医务人员健康状况评估,进行预防接种

    D. 穿双层隔离衣

    E. 加强医务人员血源性病原体职业暴露防护知识的培训

41. 血源性病原体职业暴露后的处置程序,不正确的是 （　　）

    A. 进行正确的局部处理

    B. 向科室负责人及感染管理科报告,并填写职业暴露登记表

    C. 根据感染源种类及暴露的程度,进行相关抗原抗体检测

    D. 采取相应的预防感染措施,并定期追踪随访

    E. 立刻注射乙肝免疫球蛋白

42. 临床治疗性应用抗菌药物治疗方案应根据以下因素制订,但不包括

    （　　）

    A. 病原菌种类　　　　　　B. 患者感染部位

    C. 感染严重程度　　　　　D. 抗菌药物特点

    E. 患者性别

43. 下列哪种手术不考虑预防性使用抗菌药物 （　　）

    A. 人工心瓣膜植入　　　　B. 人工关节置换

    C. 头颅手术　　　　　　　D. 皮肤淋巴结活检术

    E. 心脏手术

44. 围手术期预防性应用抗菌药物不宜选择 （　　）
   A. 一代头孢菌素　　　　　　　　B. 二代头孢菌素
   C. 头孢拉定　　　　　　　　　　D. 喹诺酮类药物
   E. 头孢呋辛

45. 以下哪种病原体感染不是临床治疗性应用抗菌药物的指征 （　　）
   A. 金黄色葡萄球菌　　　　　　　B. 白色念珠菌
   C. 支原体　　　　　　　　　　　D. 铜绿假单胞菌
   E. 流感病毒

46. 医疗废物在分类收集时,应存放于 （　　）
   A. 无需存放,可露天放置　　　　B. 生活垃圾袋
   C. 医疗废物专用的包装袋、锐器盒　D. 纸盒
   E. 塑料桶

47. 诊疗过程中产生的人体废弃物和医学实验动物尸体等属于 （　　）
   A. 感染性废物　　　　　　　　　B. 病理性废物
   C. 损伤性废物　　　　　　　　　D. 药物性废物
   E. 化学性废物

四、多项选择题

1. 易发生医院感染的人群为 （　　）
   A. 所患疾病严重损伤机体免疫功能者
   B. 老年人
   C. 女性
   D. 接受各种免疫抑制治疗者
   E. 接受各种侵袭性诊疗操作的患者

2. 医院感染常见耐药菌有 （　　）
   A. 耐甲氧西林的金黄色葡萄球菌
   B. 耐万古霉素的肠球菌
   C. 产超广谱 β-内酰胺酶细菌
   D. 多重耐药/泛耐药铜绿假单胞菌
   E. 耐碳青霉烯类抗菌药物鲍曼不动杆菌

3. 耐药菌监测的目的是 （　　）
   A. 将不同时期的细菌耐药性及耐药菌分离率进行比较
   B. 了解细菌耐药的发生发展趋势
   C. 为制定抗菌药物临床应用策略等提供依据
   D. 了解医院感染发病率

E. 提供医院感染本底率

4. 医院感染暴发处置原则包括　　　　　　　　　　　　　　（　　）

    A. 控制并积极治疗感染源　　　　　　B. 切断传播途径

    C. 对易感人群实施保护措施　　　　　D. 积极查找病原体

    E. 制定预防措施

5. 医务人员在下列哪些情况下必须进行手卫生　　　　　　　（　　）

    A. 穿脱隔离衣前后

    B. 处理清洁、无菌物品之前,处理污染物品之后

    C. 进行无菌操作前

    D. 当医务人员的手被病人的血液、体液污染

    E. 接触患者周围环境后

6. 关于暂居菌的描述,下列说法正确的是　　　　　　　　　　（　　）

    A. 机械清洗容易被去除

    B. 通过直接接触病人或被污染的环境表面获得

    C. 可随时通过手传播

    D. 具有致病性,与医院感染有很大关系

    E. 寄居在皮肤表层

7. 接触传播疾病的患者隔离要求中,下列说法正确的是　　　（　　）

    A. 当条件受限时,可将感染或定植相同病原体的患者安置在同一病房

    B. 优先安置容易传播感染的患者

    C. 应减少转运,如需要转运时,应采取有效措施,减少污染

    D. 探视者应戴外科口罩

    E. 应限制患者的活动范围

8. 空气传播疾病的患者隔离要求中,下列说法不正确的有　　（　　）

    A. 不必严格限制患者的活动范围

    B. 如需要转运时,注意转运过程中医务人员的防护

    C. 患者应戴医用防护口罩,定期更换

    D. 严格空气消毒

    E. 应将患者安置于负压病房

9. 对接触传播疾病的患者,医务人员防护要求中正确的是　　（　　）

    A. 进入隔离病室,应穿隔离衣

    B. 在接触接触隔离患者的周围环境时,可不戴手套

    C. 离开隔离病室前,应摘除手套,执行手卫生

    D. 离开隔离病室前,脱下隔离衣

    E. 接触甲类传染病应按要求穿脱防护服

10. 下列关于医院内肺炎的预防措施中正确的有 （   ）

A. 对医院内肺炎高危患者,建议使用含 0.2% 的氯己定漱口或口腔冲洗

B. 如无禁忌证,应将患者床头抬高 10°

C. 应鼓励上腹部手术后的患者早期下床活动

D. 控制患者血糖在正常水平

E. 应常规采用选择性消化道脱污染来预防医院内肺炎

11. 留置尿管患者预防尿路感染的措施正确的是 （   ）

A. 妥善固定尿管,保持通畅

B. 维护导尿管时,要严格执行手卫生

C. 应常规使用含抗菌药物的溶液进行膀胱冲洗,以预防尿路感染

D. 长期留置导尿管患者,应经常更换导尿管

E. 留置导尿装置的无菌性和密闭性被破坏时,应立即更换导尿管

12. 下列哪些属于常用的中度危险性物品 （   ）

A. 气管镜、喉镜

B. 穿刺针、输血器材、输液器材

C. 透析器、导尿管、膀胱镜

D. 体温表、压舌板

E. 呼吸机管道、胃肠道内镜

13. 消毒作用水平可分为 4 级,即 （   ）

A. 灭菌

B. 消毒

C. 高水平消毒

D. 中水平消毒

E. 低水平消毒

14. 医疗废物分为以下几类 （   ）

A. 感染性废物

B. 病理性废物

C. 损伤性废物

D. 药物性废物

E. 化学性废物

15. 医疗废物包装运送人员应配备的防护用品有 （   ）

A. 工作衣

B. 防渗透隔离衣/围裙

C. 胶鞋

D. 口罩

E. 橡胶手套

16. 对医疗废物进行收集包装时应注意 （   ）

A. 包装物或容器应符合要求

B. 医疗废物产生地点应当有分类收集方法的示意图或文字说明

C. 盛装的医疗废物达到包装物或者容器的 3/4 时,即进行有效的封口

D. 包装物或者容器的外表面被污染时,应进行消毒处理或增加一层包装

E. 包装物、容器外表面应当有警示标识

参 考 答 案

一、填空题

1. 病人体外　病人自身的常居菌或暂居菌
2. 感染源　传播途径　易感人群
3. 呼吸道　消化道　泌尿道　手术部位
4. 接触传播　飞沫传播　空气传播
5. 外源性　内源性
6. 48
7. 平均潜伏
8. 静脉穿刺　血流
9. 30　皮肤　皮下
10. 30　1　筋膜　肌层
11. 艾滋病　巨细胞
12. 机会致病菌为主　多为多重耐药菌株　主要侵犯抵抗力低下的患者
13. 全院综合性　目标性
14. 皮肤污垢　暂居
15. 卫生手消毒
16. 洗手　卫生手消毒　外科手消毒
17. 支气管镜　非密闭式　全面型
18. 清洁　无菌　更换
19. 污染区　缓冲间
20. 医用外科　医用防护
21. 防护帽
22. 大无菌　口罩　无菌
23. 锁骨下　颈　股
24. 48　重新置管
25. 高度危险性　中度危险性　低度危险性
26. 灭菌
27. 高水平消毒
28. 低水平消毒　清洁
29. 24
30. 清洁
31. 24　2

32. 胃镜　肠镜　纤支镜　喉镜

33. 干热灭菌

34. 不能用

35. 体液　血液

36. 消毒剂　消毒器械

37. 近心　远心　血液　肥皂液　流动水

38. 评估　预防性用药

39. 24　48

40. 感染

41. 压力蒸汽灭菌　化学消毒　感染

42. 双　密封

二、是非题

1. ×	2. √	3. ×	4. ×	5. √	6. √	7. ×	8. √
9. √	10. ×	11. ×	12. ×	13. √	14. √	15. √	16. ×
17. ×	18. ×	19. √	20. ×	21. √	22. ×	23. √	24. ×
25. ×	26. √	27. √	28. √	29. √	30. √	31. √	32. ×
33. ×	34. √	35. √	36. √	37. √	38. ×	39. √	40. √
41. √	42. ×	43. √	44. ×	45. √	46. √	47. √	48. √
49. √	50. √	51. √	52. √	53. √	54. √	55. √	56. ×
57. √	58. ×	59. ×	60. ×	61. √	62. √	63. √	64. √
65. ×	66. √	67. √	68. ×	69. √	70. √	71. ×	72. ×
73. √	74. √	75. √	76. ×	77. ×	78. √	79. ×	80. √

三、单项选择题

1. C	2. B	3. D	4. A	5. C	6. E	7. B	8. B	9. C
10. B	11. C	12. E	13. D	14. A	15. D	16. C	17. C	18. A
19. D	20. B	21. C	22. D	23. A	24. B	25. D	26. A	27. E
28. C	29. E	30. C	31. A	32. B	33. C	34. B	35. A	36. A
37. B	38. D	39. B	40. D	41. E	42. E	43. D	44. D	45. E
46. C	47. B							

四、多项选择题

1. ABDE　2. ABCDE　3. ABC　4. ABCDE　5. ABCDE　6. ABCDE

7. ABCE　8. AC　9. ACDE　10. ACD　11. ABE　12. ADE　13. ACDE

14. ABCDE　15. ABCDE　16. ABCDE